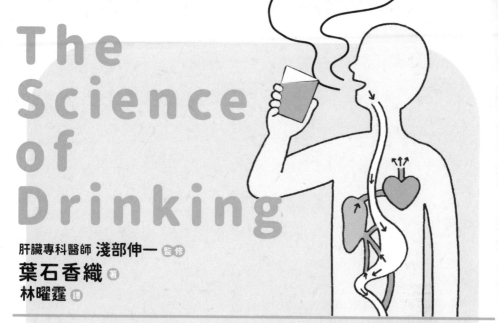

The Science of Drinking

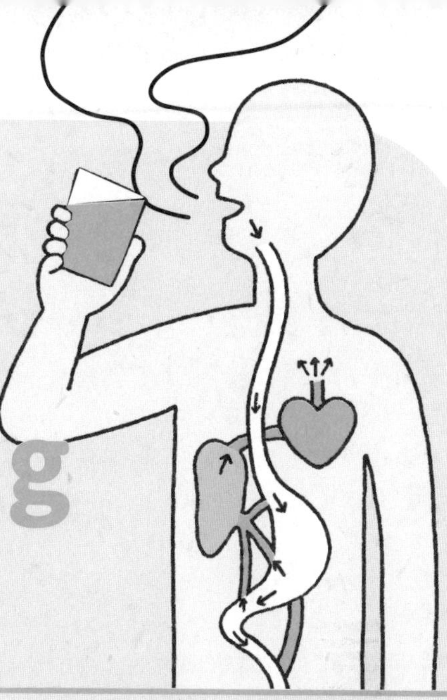

肝臟專科醫師 淺部伸一 監修
葉石香織 著
林曜霆 譯

日本名醫教你

飲酒的科學

一生健康喝的必修講義

方舟文化

前　言

「喝酒」這件事在我心中未曾有過如此的動搖。

酒一直都在我的身邊。我總邊喝著酒邊說許多事，也從事與酒有關的工作，打八年前起，就執筆「酒與健康」的主題專欄。

這樣的我，最近對「就這個樣子繼續喝下去，真的沒有關係嗎？」抱持著很大的不安感。

契機來自於，新型冠狀病毒這一項世界上未曾出現過的災害。

由於勉強自己過好在宅生活，在外頭喝酒的機會減少很多，結果使得在自家的飲酒量增加了。

我還在網路上購買了**五公升裝的營業用威士忌**，當發現它沒多久便空了的時候，我心中不禁也察覺到：「這樣下去可不行啊！」

若飲酒量像這樣持續增加，或許最終就會變成酒精成癮了。就算沒變成那樣，疾病的風險也確實會增加。

這狀況似乎不只出現在我身上。受新冠疫情影響，許多的人們，都已經被逼得要再次思考自身與酒之間的關係了。

舉個例子來說，以日經商業電子版與日經GooDay的讀者為對象，於二〇二二年一月所舉辦的調查中，回答「因為新冠疫情而改變了飲酒習慣」的人增加到了四六・二%（回答樣本數一一九六，以下同）。考量到媒體的特性，這些回答者應該都是活躍在社會前線的好酒者吧！

另外，關於新冠疫情如何改變了飲酒習慣這一個問題，回答「已經不在餐飲店喝酒了」的人也很多，跟我一樣飲酒量天天增加的人，或者反而減少的人也都有。

極度愛酒、與酒共生的我們，在重新思考與酒的關係的此刻，所需要的是，盡可能科學地、客觀地、掌握酒對於人體所產生的影響。

飲酒過度，會帶來疾病，這件事誰都能理解。但是只憑著這個說法，好酒者們還是不會想要把飲酒量給減下來的。

因此，還要盡可能正確地掌握「喝多少的酒，會讓疾病風險上升到什麼程度」。體質雖因人而異，但若能瞭解喝酒的自己應該對哪些疾病加以注意的話，喝起來應該也能覺得安心一些。

為此，我代世上的好酒者們，訪問了各種疾病專家、鑽研「酒對人體之影響」的研究專家，請他們就這些專門的知識見解盡可能以容易理解的方式來解說，而本書正是這些內容的集大成。

在稍早提到的那個調查裡，與酒有關的煩惱第一位是「最近酒量變差了」（二九．四％）。究竟為什麼有的人能喝，有的人不能喝？酒量的真相又是什麼呢？關於這些，在第一章**「開喝前先讀，飲酒的科學」**（第一七頁）中有相關的解說。其他像是能常保健康的「適量」、宿醉的機制、健檢結果不佳的人持續飲酒會怎麼樣等等，在第一章裡亦收錄了很多諸如此類，在思考人與酒的關係時所需要的基本知識。

誰都可能有因喝酒喝過頭而後悔的經驗，但如果你讀了第二章**「會後悔的飲酒法、不會後悔的飲酒法」**（第六七頁），應該就不會再遇到這種事了。舉例來說，喝過頭會弄壞肚子究竟是什麼原因？拿這個問題去問腸道專家之後，讓我豁然開朗。如果心裡知道該怎麼喝才不會弄壞肚子，就能同時避免很多因為酒所造成的後悔。

在跟酒有關的疾病裡，特別恐怖的就是位居日本人死因第一位的**「癌症」**了。[1]先前提到的調查也顯示，回答會擔心癌症的人占了三四・九％。為此，在第三章**「酒會讓癌症的風險提升多少？」**（第一一三頁）裡，統整了關於癌症與酒精關係的最新研究。讓人害怕的是，根據研究發現，即使是「適可而止」的飲酒量，每天都飲酒還是會增加罹癌的風險。而各部位的癌症，風險上升的機率並不一致，如果知道自己應該多注意哪種癌症的話，透過接受定期檢查，就可以安心地喝酒了。

接著，在第四章**「好酒者的宿命——胃食道逆流」**（第一四九頁）裡，我們談到了關於「逆流性食道炎」的問題。事實上，我自己也患有逆流性食道炎。當我把這件事寫在社群媒體上之後，得到了許多來自好酒者的回應，紛紛表示「我自己也是這樣」。為什麼這種疾病是好酒者的宿命呢？放著不管又會有什麼樣的併發症？為了不讓它惡化，該如何注意飲酒方式才好呢？在這一章裡，很認真地整理了這些資訊。本章的主調應該可說是與飲酒者極為切身相關的了。

要說切身相關，其實第五章**「喝酒會讓人變胖嗎？」**（第一六九頁）也是大家十分關注的。酒自身也有熱量，要是喝過頭就可能會因酒而變胖。有很多人因為新冠疫情的關係體重增加了，飲酒量增加除了會讓體重也增加之外，還會因此提高罹病的風險。先前提到的調查裡，回答「擔心自己罹患代謝症候群」的人有二二．三%；回答「雖然想要減重但還是會喝酒」的人則增加到了一四．五%。的確，好酒者要減重是有難度的，因此，我們也向專家請教了如何邊喝酒邊減重的方法，希望你能參考看看。

新冠疫情讓「免疫力」受到很多人的關注。會否感染新冠病毒，或是感染後會不會變成重症，這些都是依個人免疫系統的狀況而定。然而麻煩的是，酒喝得越多的人，免疫系統似乎就越容易受到壞的影響。有飲酒習慣的人，在注射新型冠狀病毒疫苗時，其「抗體效價」[2]較難以提升。當我聽到疫苗的效果有可能會被酒精抑制時，拿著酒杯的手不由都顫抖了起來。關於這部分的內容，在第六章**「酒與免疫力」**（第二一一頁）裡會

1 編註：「癌症」也是台灣近四十年來的死因第一位。

2 編註：意指疫苗能產生的抗體活性的量度。效價強度高，在低濃度時就有較強效果；效價強度低的，在低濃度時只能引起輕微效力。

確實地解說，請務必要閱讀。

最後的第七章**「酒精成癮的風險」**（第二五一頁）裡，要談關於酒精成癮的話題。在先前提到的調查裡，也詢問了「較擔心哪種與酒有關的疾病？」這個問題，有二〇％的人回答「酒精成癮」。本章針對——什麼樣的人有較高的酒精成癮風險？若想避免成癮，該怎麼樣減少飲酒量？以及飲酒方式的訣竅等等，統整了來自專家們的建言，讓大家做為參考。成癮症專家們的說法都很真摯，若能依循其建議，感覺我們應該可以一直跟酒當好朋友。

透過本書獲得的知識，以及拜專家們建議所賜，我自己成功地減少了飲酒量。而且並不是減得不甘不願，而是在充分理解的前提上，確實在保有享受飲酒之空間的同時，也成功地設定了讓肝休息的日子。

當然，在新冠疫情完全終結、日本餐飲場所可以像過去一樣提供酒類飲用之前，還沒有人知道會如何演變。不過即使是那樣的時期，肯定也會想要再次閱讀本書，回顧自身並重新思考飲酒的方式的。

本書的定位為——透過閱讀就能延長「飲酒壽命」的聖經般的存在。若各位能把這本書擺到酒瓶旁邊的話，就是讓身為好酒者的我，再高興不過的事了。

酒類新聞工作者
葉石 香織

日本名醫教你
飲酒的科學

Contents

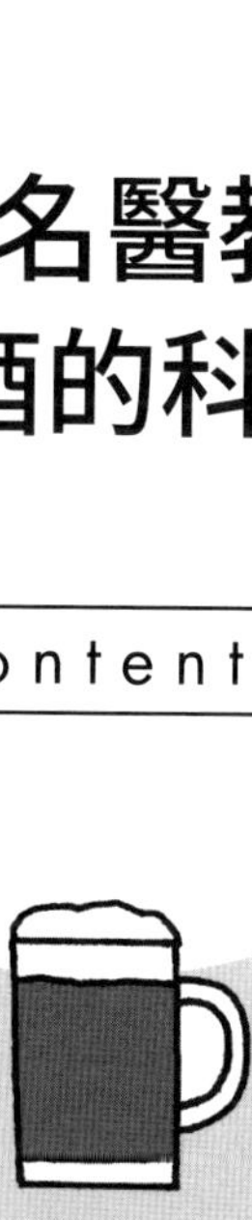

第2章 會後悔的飲酒法、不會後悔的飲酒法

第4章 好酒者的宿命——胃食道逆流

第5章

喝酒會讓人變胖嗎？

第6章

酒與免疫力

第7章 酒精成癮的風險

第1章

開喝前先讀，飲酒的科學

THE SCIENCE OF DRINKING

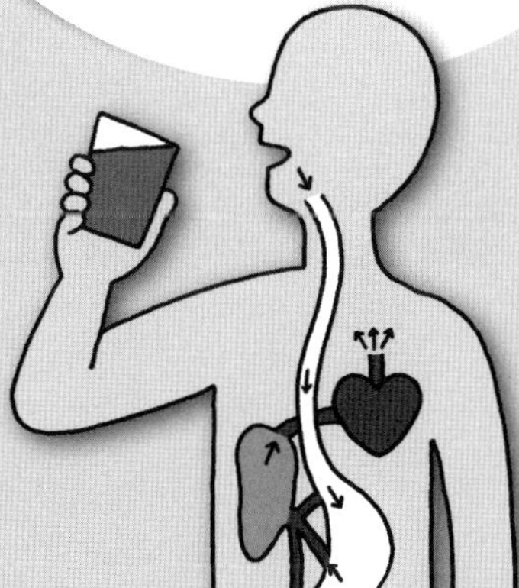

「酒量好壞」的真相

肝臟專科醫師・淺部伸一

為什麼隔了很久沒喝，酒量就會變差？

因為新冠肺炎的疫情，有好一陣子日本供人飲酒的店家被認為是感染新型冠狀病毒的高風險場所，於是餐飲店家開始不再提供酒精飲品，那段時期完全沒辦法「在外喝上一杯」。

那些在家裡幾乎都不喝酒、只在外頭喝的人當中，有許多人的飲酒量因此急遽地減少了。

於是，在緊急事態宣言被解除，隔了好久再次開喝的時候，應該有不少人都覺得：「奇怪？我的酒量變差了嗎？」才喝比起之前更少的量就開始有醉意、一杯啤酒下肚便臉紅、喝一下就嗨起來了……。

為什麼會發生這種現象呢？話又說回來，酒量高低到底是怎麼決定的呢？

根據肝臟專科醫師「淺部伸一」的說法，一個人酒量的高低，「很大程度取決於**對乙醛**（Acetaldehyde）**的分解能力**」。

當我們喝了酒，酒精（乙醇）會被胃或小腸吸收，並主要透過**肝臟**來分解掉。酒精在代謝過程中，首先會轉變成「乙醛」，接著進一步代謝成「乙酸」（Acetate）。乙醛對於人體來說是有害的，而乙酸則是無害的。

「體質上分解乙醛速度較慢的人，即使只喝一點酒，臉也會開始變紅、感覺想吐，出現**潮紅反應**。」（淺部醫師）

也就是說，在酒精被分解的過程中，乙醛的分解步驟有著較大的個體差異，這就是體質不同所帶來的結果了。

在香菸等物品中也存在著的乙醛，不但對於人體是有害的，更被懷疑有著致癌性。分解乙醛能力較差的人，乙醛較容易停留在體內，因而導致臉變紅、感覺想吐等等。

另一方面，體質能順利代謝掉乙醛的人，則會是一杯接一杯也若無其事的酒中豪傑類型。

酒精的分解主要經由肝臟

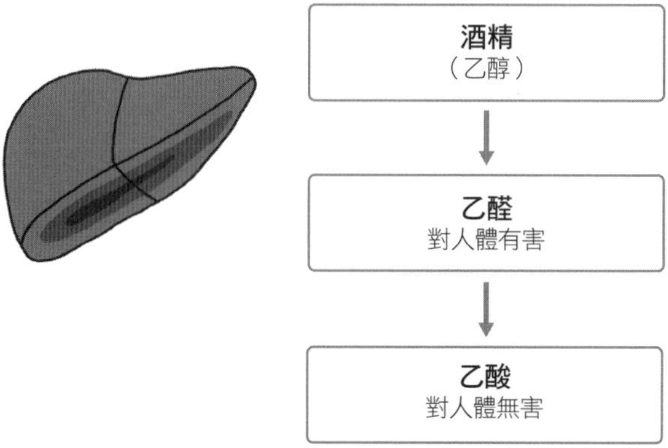

酒精（乙醇）主要是由肝臟分解。首先分解成為乙醛，接著成為乙酸。酒量好不好，有很大部分是由乙醛的分解能力來決定的。

酒量是「練起來」的人，一旦沒喝就會弱掉

為什麼分解乙醛的能力，會有這麼大的個人差異呢？關於這點，就讓我們進一步來瞭解一下吧！

根據淺部醫師的說法，有「隔很久沒喝，酒量會變差」經驗的人，事實上也會有「在持續喝酒之後，漸漸地酒量越來越好」的經驗。

這是什麼意思呢？

意思是說，即便是那些原先酒量不太好，剛開始喝酒臉一下就發紅、再多喝一些就會醉的人，在持續飲酒之後，對於酒

的抗性也會越來越強，能夠喝下更多的酒。

其實我也是這樣的類型。此所謂的變強，也可以說成是「肝臟被訓練過了」。像這種類型的人，只要暫時沒有飲酒，或是飲酒量降低的日子一長，之後對酒的抗性就會減弱，換句話說就是「恢復成原本的樣子」。

「因為新冠疫情導致飲酒機會減少了的人，在隔一陣子之後飲酒時，如果感覺到沒辦法像以前那樣喝、自覺『我好像酒量變差了』，很有可能就是因訓練變強的部分消失了，而恢復到原本對酒的抗性狀態。」（淺部醫師）

根據淺部醫師的說法，酒精代謝大致上可以分為兩個途徑，其中一條會因為持續喝酒而經常被運用到。

「留意酒精（乙醇）轉化到乙酸的過程，可以發現兩大途徑。其一是運用『乙醇脫氫酶[1]與乙醛脫氫酶[2]』的途徑，而另一條則是運用被稱為『MEOS』（微粒體乙醇氧化

1 編註：AlcoholDehydrogenase，ADH，肝臟細胞中將乙醇轉化成乙醛的代謝酵素。
2 編註：Aldehyde Dehydrogenase，ALDH，將乙醇轉化為無毒乙酸的代謝酵素。

酒精的代謝路徑主要有兩個

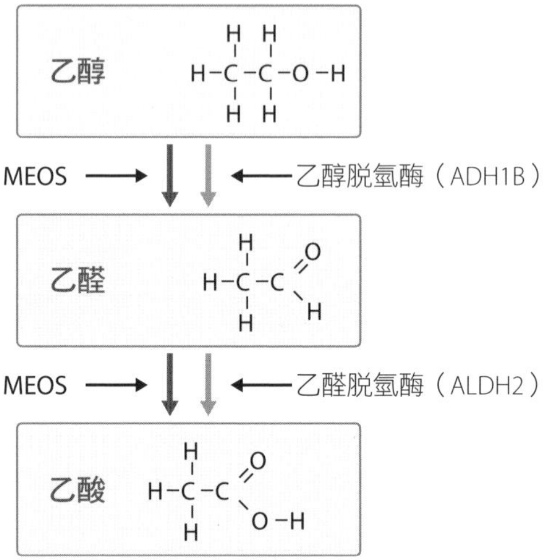

觀察酒精（乙醇）變成乙酸的過程可以發現兩個途徑。使用「乙醇脫氫酶及乙醛脫氫酶」的途徑，以及使用「MEOS」酵素群的途徑。

系統）的酵素群途徑。」（淺部醫師）

體質上分解乙醛的速度較慢的人，多數在遺傳上都有著乙醛脫氫酶效能較為低下的情況。這一類人由於很難分解掉體內的乙醛，所以都不太能喝酒。然而，即使是不怎麼能喝酒的人，在持續飲酒的過程中，也會逐漸「誘導」MEOS的酵素——當它們被運用在酒精的代謝上，就會變得越來越能喝酒了（而乙醛脫氫酶也多少會被誘導在這個用途上）。

原本經由MEOS進行的這條代謝途徑，是用來分解藥物等「異物」

之用的。MEOS透過肝臟內富含的酵素群運作，不僅對藥物，也能對乙醇發揮作用。

「MEOS中有許多種酵素，其中CYP2E1這種酵素，被發現有能夠分解乙醇的功效。平日經常飲酒的人，會誘導MEOS中除了CYP2E1之外，還有跟許多物質代謝有關的CYP3A4等多種酵素產生作用，讓酒量變得越來越好。如此也被認為會影響到藥物的作用。藥物可能會變得難以發揮效果，或是反而產生了過多的效用。」（淺部醫師）

有喝酒的人，大概曾經都聽過「酒喝多了，藥會沒效」這樣的說法吧。藥品仿單上之所以寫著「服用時，請勿飲酒」，就是因為同時飲用酒及藥物會產生競合，導致兩者相互爭奪酵素的情況。

類似的情形也發生在葡萄柚上。葡萄柚中含有的成分會讓MEOS（特別是CYP3A4）中的酵素運作受到部分阻礙，而強化降血壓藥等藥物的效用。

或許有人覺得，酒量變好的話，能多喝點不是很好嗎？但是，因為可能會影響到藥物代謝，這可不是能放著不管還感到高興的事情。在年輕健康時或許沒什麼，但一旦隨著年紀增長開始有了慢性病，藥物無法生效或效力過強，那就是很大的問題了。

THE SCIENCE OF DRINKING

「喝醉酒」是怎麼一回事？

肝臟專科醫師．淺部伸一

酒精會隨血液流動，跑遍全身各處

掌握自己的酒量能喝到什麼程度，對於避免喝過頭是很重要的。

若不清楚自己對酒的耐受度、用過快的步調喝酒，不但很容易醉倒，隔日還會宿醉。

以前一到了十二月，就會連著舉辦一場場的年末餐會，因此在鬧區也常看到「嘔吐物」出現。在這種時候，除了因為氣氛高昂而不覺地喝過頭，也有很多平時不怎麼喝酒的人隨之喝了起來。結果，就出現了很多喝得超過耐受度的情況。不過在新冠疫情發生後，像這樣的情景在日本就不太見得到了。

在喝酒時，掌握住一天的總飲用量，對預防疾病

酒精的吸收與分解

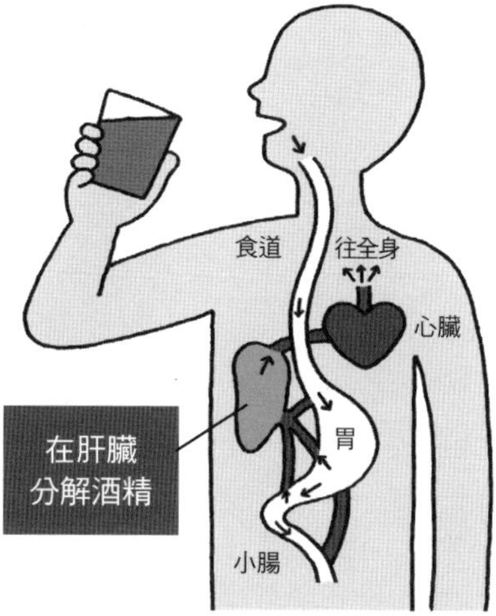

從口攝入的酒精，有5%在胃吸收，小腸則吸收了剩下的95%。雖主要是在肝臟進行分解，但由於要花很多時間，酒精在分解完之前會搭著血液在身體內移動。

也是很重要的關鍵。另一方面，「以怎麼樣的步調喝酒」，則關係到能否在當場愉快地飲酒，這至關重要。

酒精雖然主要是由肝臟進行分解的，但這個分解能力有著個體上的差異。肝臟專科醫師「淺部伸一」表示：「要以數據來表示對酒精的分解能力，其實是相當困難的呢！即使能夠提出數據，但因為身體狀況可能的變化，大概也不會是個固定數值。」也就是說，即便想要能夠掌握自己的酒量，但要測算出一個數值來依循還是頗為困難。

經過嘴巴進入身體的酒精，會被

胃跟小腸吸收，並主要由肝臟來分解。這個分解過程需要花些時間，而在這段時間內，酒精會搭著血液流經身體各處。因此，只要調查**「血液酒精濃度」**，就可以知道體內是否還殘留著酒精了。

「血液酒精濃度，是由進入身體的酒精與肝臟分解的量之間的平衡來決定的。肝臟分解能力較低的人，就有著血液酒精濃度容易上升的傾向。」（淺部醫師）

而還未被分解的酒精，也會到達腦部，並對神經細胞產生作用。酒精對於腦部的影響，應該是不難想像的吧？諸如喝了酒之後心情變得開朗、膽子變大了起來，或者把平常不會說的話都說了出來等等，這些都是腦部受酒精影響的證據。

若再喝得多一些，可能緊接著就會身體搖搖晃晃、變得步履蹣跚，甚至沒辦法好好站著。這些情況代表連腦部裡掌管運動機能的小腦，都已經受到了酒精的影響。

日本厚生勞動省[3]將血液酒精濃度與酒醉的症狀，統整之後製作出上頁的圖表。*1

「酒量較淺的人，即使只攝取了少量酒精，血液中的酒精濃度也會變高。而不慣於飲酒的人，由於不清楚自己喝到什麼程度可能會導致危險，希望他們在飲酒時能夠更加小心。記得要**放緩速度，慢慢地飲用**。」（淺部醫師）

3 編註：相當於台灣的「衛生福利部」。

血液酒精濃度與酒醉的症狀

- **愉快期（血液酒精濃度20～40mg／dL）**
  症狀：變得愉快，皮膚變紅。
- **微醺期（血液酒精濃度50～100mg／dL）**
  症狀：微醺的感覺，手部動作變得活潑起來。
- **酩酊初期（血液酒精濃度110～150mg／dL）**
  症狀：變得大膽，站立不穩。
- **酩酊後期（血液酒精濃度160～300mg／dL）**
  症狀：重複說同樣的話、步履蹣跚。
- **爛醉期（血液酒精濃度310～400mg／dL）**
  症狀：意識不清、無法站立。
- **昏睡期（血液酒精濃度410mg／dL以上）**
  症狀：搖晃也無法喚醒，呼吸受到抑制可能致命。

（出處：厚生労働省e-ヘルスネット「アルコール酩酊」）

訣竅在於，
盡可能讓酒精停留在胃部

血液酒精濃度越增加，就越可能出現嚴重的症狀。如果只是心情變得愉快、帶點微醺的感覺那倒還好，但到了同樣的事情一說再說、步履蹣跚、失去意識這種程度，就最好不要了——請注意別讓自己喝到這樣的程度啊！

為此，不論如何都要避免讓血液中的酒精濃度急速上升。若是慢慢地喝酒，便可以抑制住血液酒精濃度的快速上升、讓心情愉快的時間變得更長一些。

根據淺部醫師的說法，想要抑制住血液酒精濃度的快速上升，在飲用方式上是有訣竅的。

「為了不讓血液酒精濃度急速上升，**不空腹飲酒**是很重要的。若空腹喝酒，酒精很快就會到達容易吸收酒精的小腸，並很快地被吸收，於是血液酒精濃度一瞬間就會上升。如果胃裡頭有食物，酒精便會停留在胃中，比較和緩地被吸收掉。」（淺部醫師）

酒精有五％左右由胃吸收，剩下的九五％則由小腸來吸收，它在小腸時的吸收速度是很快的。小腸的內壁有著無數被稱為「腸絨毛」的突起部位，其表面積以成年男性來說，約莫有一個網球場的大小。由於比起胃的表面積要大上許多，所以當酒精被送到小腸後，就會一口氣被吸收掉。

想不空著肚子喝酒，那在開喝之前先吃點什麼樣的東西打底會比較好呢？淺部醫師說，出乎意料地，**「含有油脂的食物」**會比較好。

「讓含有油脂的食物先打底，胃腸激素中的膽囊收縮素開始運作，會使胃的出口、也就是幽門關閉起來。這樣一來，酒精停留在胃的時間就會變長，可以避免醉得不舒

服。」（淺部醫師）

雖說是要含有油脂的食物，不過炸物卡路里含量高、跟三酸甘油脂的增加有關，會成為發胖的原因。所以淺部醫師推薦的是「起司或含有油脂醬汁的沙拉」等食物。

除此之外，使用橄欖油製作的義大利式魚肉薄片（Carpaccio）、或是用橄欖油與蒜頭燉煮食材的西班牙料理（Ajillo）也都是不錯的選擇。

另外，在飲酒時一邊喝水，也能夠抑制血液酒精濃度的急遽升高。尤其是在喝酒精濃度高的酒時，請別忘了喝些水當做醒酒水（Chaser）之用喔。

充滿謎的「宿醉」真相

久里濱醫療中心院長．樋口進

令人驚訝！宿醉的機制依然不明

喝酒的人幾乎誰都體驗過，卻也都不想再次體驗的就是「宿醉」了。

宿醉無疑是因為喝過頭所導致的，但引發宿醉的機制卻依然包藏在謎霧當中。

事實上，我也試著問過周遭喜歡喝酒的人，但大多數的人都無法正確掌握宿醉的原因。飲酒當天的身體狀況、空腹程度、酒類混飲、是否備有醒酒水、飲用蒸餾酒或是釀造酒等等因素，都可能有或沒有導致宿醉情況的發生。我自己也曾經發生過這樣的情況，同樣分量的酒，前一週喝完一點事都沒有，但這週喝了之後隔天卻變得什麼事都沒辦法做。

關於酒精與健康的研究，在日本具有代表性的久里濱醫療中心院長「樋口進」醫師表示：「宿醉的原因，其中的機制**令人驚訝地依然不明**」。

舉例來說，有種見解認為，在分解酒精的過程中產生的**乙醛**應該就是造成宿醉的原因。乙醛對人體有害，會引發臉紅、嘔吐、心悸、想睡覺等潮紅反應。而這些，都跟宿醉的症狀有著共通之處。

然而，樋口醫師表示：「即使幫宿醉的人檢查，從血液裡檢測到的乙醛數值，也都幾乎是零。」

根據樋口醫師的說法，喝酒臉不會變紅的人——也就是對酒精耐受性高的人，即便在他們喝酒的當下進行檢查，也幾乎檢測不出乙醛的存在。這可以認為是因為乙醛在其體內很快就被分解掉的緣故。

然而即使是那些一喝酒臉就會變紅的人，「也只有在一開始的階段能檢測出乙醛，隨著時間經過，乙醛就無法再被檢測到了。由於這樣的情況，也可以認為乙醛並非是造成宿醉的直接原因。」（樋口醫師）

不過，也有研究報告顯示，喝酒臉會變紅的人容易宿醉。對此，樋口醫師表示：

宿醉機制（助長因素）的可能原因

- **輕度的脫離症狀**
  出現與酒精成癮症「戒斷症狀」相似的症狀。
- **激素異常、脫水、低血糖等**
  激素的分泌狀態有變化，引發脫水及低血糖。
- **體內的酸性／鹼性失去平衡**
  體內傾向於酸性，有疲勞感。
- **發炎反應**
  體內出現發炎反應。
- **酒中含有之同屬物的影響**
  帶有顏色的酒或釀造酒有較多同屬物（Congener），容易導致宿醉。
- **乙醛的後遺症**
  體內有乙醛殘留所造成的影響。

（出處：厚生労働省e-ヘルスネット「アルコール酩酊」）

「跟宿醉有關的，也有可能並非是乙醛這種物質，而是其所帶來的『後遺症』。」

實際上是「戒斷症狀的輕量版」？

那麼，對於宿醉的原因或機制，現在我們究竟知道些什麼呢？

從目前被認為是宿醉機制（助長要素）的可能原因中，樋口醫師列舉出了其中幾項*2（參見上圖）。

雖說樋口醫師幫忙列舉出了這些項目，但說來慚愧，幾乎所有的項目我都沒辦法理解。尤其不能理解的是第一個「脫離症狀」。實際上，這是指酒精成癮患者在控制酒精攝取量時，會出現的「脫離症狀」，也就是一般俗稱的**「戒斷症狀」**。

「有種說法是，宿醉的原因乃是『輕度的酒精戒斷症狀』。飲用酒精會讓腦部產生『機能變化』，雖然之後發生機能變化的腦部，會恢復到原來的狀態，但此時也會出現一些典型症狀，例如：想吐、心悸、出冷汗、手抖等等。這類讓人不舒服的症狀，也就是一般俗稱的『戒斷症狀』了。酒精成癮的患者由於難以忍受這樣的戒斷症狀，會持續飲用酒精，於是腦部就繼續保持在產生機能變化的狀態中。」（樋口醫師）

舉例來說，喝完酒後就寢，雖然容易入睡，但有時會在半夜就醒過來。雖然可能是因為淺眠的關係，不過也有人認為這或許是戒斷症狀的一種。「酒精成癮患者會因為戒斷症狀而難以成眠。也就是說，喝完酒就寢時睡眠之所以變淺，正是因為『產生了戒斷症狀的輕量版』。」（樋口醫師）

若宿醉是「微酒精戒斷症狀」的話，那絕對不建議的，就是在因宿醉而感覺難受時，還來上一杯**「解醉酒」**了。雖然終究只是暫時性地，但不可否認喝瞭解醉酒確實可以消除當下不舒服的症狀，讓人變得輕快起來。不過，這跟有酒精成癮的人「因為忍受不住戒斷症狀而喝酒，想獲得暫時的紓解」其實是同樣的事情。

附帶一提，我有位經營酒吧的朋友，因為「微酒精戒斷症狀」不停重複發生，最後成為了酒精成癮患者，可別輕視了這個「小小的宿醉」。

然而，根據樋口醫師所說，觀察腦波檢查的結果發現，戒斷時期與宿醉時期出現了完全相反的型態，所以也有研究者據此反對了先前所提到的解釋。

激素的變化會助長脫水與低血糖

宿醉機制的候補原因，其他還有像是**激素異常、脫水、低血糖、酸鹼性不平衡、發炎反應**等等，在這裡出現了許多平時不常聽到的詞彙。

據樋口醫師表示，從酒醉狀態進展到宿醉狀態的過程中，有些激素的分泌狀態有了很大的變化。具體來說，會降低控制尿量的抗利尿激素（Antidiuretic Hormone, ADH），還有與排尿及調整血壓有關的醛固酮（Aldosterone）、腎素（Renin）等皆是。有可能是因為這些激素的分泌狀態發生變化，引發了脫水及低血糖等宿醉症狀。

「酒精會抑制抗利尿激素，因此就像大家實際感受到的一樣，喝了酒尿會變多、常跑廁所。尿液的量增加了，身體就會處於脫水狀態，可以說是因此引發了宿醉特有的口渴、嘔吐、倦怠感、頭痛等。」（樋口醫師）

還有，能降低血糖值的激素胰島素（Insulin），以及能夠升高血糖值的激素升糖素（Glucagon）之分泌也都會有變化，因而導致低血糖狀態。低血糖所引發的典型症狀，如：身體變得沉重無力、感覺噁心、冒冷汗、頭痛等，也都是宿醉時經常可以看到的症狀。

另外在宿醉時，身體的酸性與鹼性間的平衡（酸鹼平衡），傾向於酸性，這會導致疲勞感增強。此外，更已經知道宿醉狀態下，發炎反應的標記會處在高數值，這似乎就是宿醉時，消炎止痛藥物能夠發揮某種程度效果的根據了。

防止宿醉，聰明的飲酒法

久里濱醫療中心院長・樋口進

有顏色的酒容易導致宿醉的原因

雖說至今還不清楚宿醉的機制，但有種說法是——可以把宿醉當成酒精成癮的「戒斷症狀輕量版」。聽到這個說法，真的希望自己不要再出現宿醉的情況了。

當然，我們都已經很清楚酒喝過頭會帶來宿醉。所以為了避免宿醉，總之只要別喝過頭就行了。

然而，有時候宿醉就是難以控制。即使飲用相同的量，或許是因為身體的狀態不同，有可能宿醉、也可能不會。這說不定是因為，會導致宿醉的機制是由各種各樣因素，複雜地交織而成的緣故。

說起來，本來我們就不應該喝到差不多要宿醉那種程度，而是盡可能在還有餘裕的時候就放下酒杯才對。因為也不年輕了，若能迅速乾脆地打住不繼續喝，應能減少宿醉的機率。

然而，即使腦子裡很清楚這些，喝酒的習慣卻會阻止我們那麼做。我忍著羞愧，向先前教導我「宿醉＝戒斷症輕量版」學說的久里濱醫療中心院長「樋口進」醫師，請教「怎麼喝才不容易導致宿醉」的方法。

「雖然我覺得你應該也清楚，但還是要重申大前提，就是別喝過頭。雖說宿醉的機制細節尚未被解析清楚，但由『喝過頭』引發的這一點卻是無庸置疑的。基本來說，就是要抑制喝酒的量。」（樋口醫師）

接續這樣的開場白，樋口醫師教導我，酒的種類對於宿醉程度會造成不同的影響。舉例來說，**帶有顏色的酒與無色的酒**，或是**釀造酒與蒸餾酒**……這些差異，對宿醉似乎會有不同的影響。

關於酒的顏色——「有報告顯示，以威士忌與琴酒來說，在飲用同樣酒精濃度及數量的情況下，威士忌更容易引起宿醉。另外，比較紅酒與白酒時，飲用紅酒則比較容易造成宿醉。」（樋口醫師）

的確，以我個人的經驗來說，喝紅酒比喝白酒更容易宿醉這一點是可以接受的。可是，為什麼會這樣呢？

樋口醫師說：「原因是有顏色的酒類，酒中含有的成分比較多。」

在酒裡包含著的，除了水跟酒精（乙醇），還有其以外的成分，被稱為**「同屬物」**。

很多人都沒聽過同屬物。這個用來指稱水與酒精之外成分的同屬物，是決定酒的風味與個性的重要因素。然而根據樋口醫師的說法，基本上含有越多同屬物的酒，就越容易招致宿醉。

「與蒸餾酒相較，釀造酒被認為更容易導致宿醉」這個說法，同樣也可以用同屬物含量的角度來說明。

樋口醫師說：「蒸餾酒是將釀造酒經過蒸餾所製造出來的。經由蒸餾過程，在提升酒精濃度的同時，也大量地減少了同屬物的含量。一般來說，蒸餾酒比較不會殘留到隔天，可以認為應該是受到蒸餾過程很大的影響。」

換句話說，雖然跟個體差異（體質）也有關係，但在大方向上，只要透過「比起有顏色的酒，偏向選透明的酒」、「蒸餾酒比釀造酒好」，就能減少宿醉的風險了吧？

那樣的話，透明的蒸餾酒「本格燒酎」不就是最好的選擇嗎？如此請教了樋口醫師後，反而被叮嚀說：「本來蒸餾酒的酒精濃度就很高，請多注意。若是因為宿醉的風險較低就喝過頭，那真的得不償失，因為宿醉的最大原因就是喝過頭啊！」

「空著肚子喝威士忌蘇打」很危險！

在選擇酒類時還有其他的重點。樋口醫師表示，氣泡酒、啤酒或威士忌蘇打這類的**碳酸系**酒類「會增加胃的蠕動，因而促進腸對酒精的吸收，血液酒精濃度就容易上升。所以容易醉，必須要加以注意。」

另外，喝酒時也要確實地同時攝取水分（解酒水），將蒸餾酒等酒精濃度較高的酒類，用水稀釋後飲用，也是種不錯的做法。

當血液酒精濃度急速上升時，往往會無法控制，其結果多半就是會喝得太多。保持足以判斷「喝到這邊停住應該就不會變成宿醉吧」的理性，讓血液酒精濃度不會急速上升，並用和緩的步調來喝酒是很重要的。

「此外，邊進食邊飲酒，也是避免血液酒精濃度急速上升所必須的。邊吃邊喝，可以防止變成低血糖狀態，低血糖正是會助長宿醉發生的因素之一。並且，為了預防同樣會助長宿醉的脫水症狀出現，在喝酒的同時也應該要喝些水。」（樋口醫師）

空著肚子時喝的威士忌蘇打多美味啊……！但為了避免宿醉，基本還是應該先吃點東西再喝才是。

那麼，當預防沒有奏效，已經宿醉的時候有什麼能派上用場呢？

「首先是水分的攝取，還有糖分。從宿醉的噁心狀態逐漸恢復的過程中，攝取甜食能讓狀態變好的情況頗為常見。對此，我推薦的是**柳橙汁**。雖然緩慢，但能提升血糖值，並期待其發揮解除脫水症狀及低血糖狀態的雙重效果。」（樋口醫師）

水果中含有的果糖（Fructose），過去就已知有助於加快分解酒精。樋口醫師說，正因為柳橙汁中含有許多的果糖，所以才會推薦。

順帶一提，有些人為了改善宿醉而去三溫暖，這樣的做法到底如何呢？

「即使出汗也沒辦法解酒的，因為**會助長脫水症狀，說起來反而很危險**。心律不整的風險也增加了，請絕對不要這樣做。即使是泡澡也一樣。」（樋口醫師）

我周遭的酒國豪傑們，很多都屬於「酒還沒退，所以去泡個三溫暖」的類型。我也覺得去三溫暖可以「流些汗幫助解酒、治一下宿醉」，但似乎跟事實正好相反啊！

據樋口醫師所說，三溫暖或泡澡「只不過是讓人覺得清爽，而誤以為是解了酒」而已。宿醉最好的特效藥，就是「攝取水分與糖分，並安靜休息」。

有沒有能一直保持健康的「適當飲用量」呢？

筑波大學副教授．吉本尚

厚生勞動省把適量定為「一天二〇公克」[4]

相信有許多喝酒的人都想知道，對自己來說，到底飲酒量多少算是「**適量**」呢？

即便很能喝酒，但若每晚像是灌水般地狂飲，會生病也是可以想見的。喝過頭很明顯會對身體不好，那麼，飲酒量要限制在多少，才能算是喝得「剛剛好」呢？

事實上，喝得「剛剛好」並不代表對健康就很好，然而有這種期待的人還挺多的。在長壽大國的日本，就曾有「超過百歲的長者會在晚餐時喝酒」的影片登上新聞，使得「酒為百藥之長」的說法，至今還有很多人相信。

為此，我們請教了一位著重於研究「飲酒與健康關係」的醫師，他是筑波大學的副教授「吉本尚」醫師。

首先我們請問醫師，在醫學上來說，有所謂的「適量」嗎？

「厚生勞動省在西元二〇〇〇年時，發表了以增進二十一世紀國民健康為目的的『健康日本21（第一次）』。在其中將『有節制的適度飲酒』以數字明文定出，換算成純酒精後，一日平均約為**二〇公克**左右。這就是在日本所謂的『適量』，這項數字的發表，是劃時代的創舉。」（吉本醫師）

一天平均量換算為純酒精約二〇公克左右，也就是說，所飲用的酒中所含的酒精重量大約在二〇公克的意思。我們可以用下一頁的算式來算出純酒精含量有多少。說起二十公克，若換算啤酒的話就是中瓶五〇〇毫升）一瓶；日本酒的話就是一合（一八〇毫升）；紅酒則是玻璃杯二～三杯。說真的，有點少。而且女性由於較容易受到酒精的影

4 編註：台灣衛生福利部針對每日飲酒量建議，男性成人每日最多二〇公克酒精，而女性成人每日最多則為一〇公克。

計算喝下的純酒精量的公式

酒的度數÷100

×喝下的量（mL）

×0.8（乙醇的比重）

＝純酒精量（g）

喝多種酒的情況下，要算出個別的純酒精量後再相加。

響，更應該以一半或三分之二左右的量做為適量才對，實在少到讓人覺得失望啊！

這一天平均二〇公克的適量，究竟是怎麼被定出來的呢？

「這是根據『追蹤日本男性七年的日本國內世代研究』*3及『以歐美人為對象進行的國外研究』*4的結果為基礎，所決定出盡可能不會增加疾病風險的飲酒量。至於喝了多少會對身體不好，在先前就已經知道若每天喝六〇公克以上，就有可能增加罹患癌症等多種疾病的風險。」（吉本醫師）

原來如此，也就是說一天超過六〇公克就屬危險，而且至少要控制在二〇公克以下。

在醫學界裡，為了調查疾病的風險有多高，會進行大規模的流行病學調查。前面提到的「追蹤日本男性七年所進行的調查」，是以四十到五十九歲的一萬九千二百三十一人為對象所做出的。另外，同時提到的那個國外研究，則是對十六項流行病學分析進行統合分析所做出來的研究。

被否定的「喝一點會更長壽」

在前述國外研究結果裡，有張很有意思的圖表。該表格橫軸設為一天平均的酒精消費量，縱軸是死亡風險（此為將不飲酒的人設為一，所計算出的相對風險）。由表可見，男性一天對應的酒精量在一〇～一九公克、女性為一天九公克，是死亡風險最低的一點。在這之後則顯示隨著酒精消費量增加，死亡率也會上升。

這就是所謂的「J曲線」，因為看起來像英文字母「J」斜躺著的樣子而得名。有些相信「比起都不喝酒的人，多多少少喝一些會更長壽」一說的好酒之人，就是以此為根據。

圖表之所以會呈現出這樣的形狀，是因為對於心臟疾病及阻塞性腦中風等與血管有

酒精消費量與死亡風險（J曲線的案例）

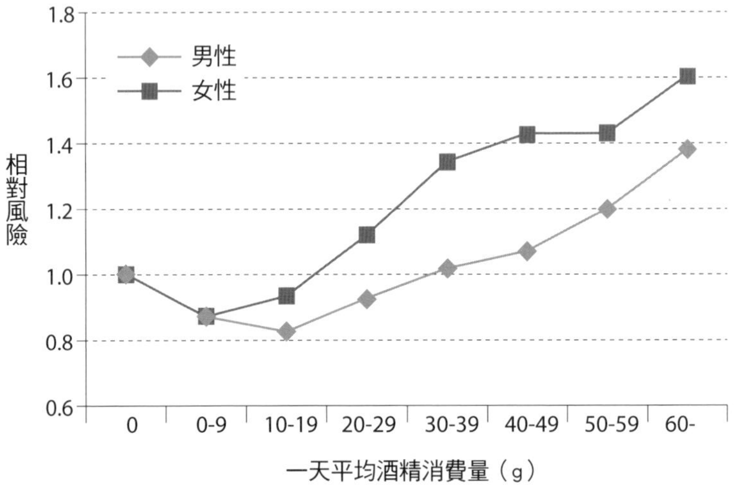

統整國外14種研究分析出的結果，可確認適量飲酒的人有死亡風險較低的傾向。（出處：Holman CD, et al. Med J Aust. 1996;164:141-145.）

關的疾病患者來說，飲用少量的酒會有好影響的緣故。而心臟疾病及阻塞性腦中風本身又都是很有可能致死的疾病，因而導致從結果來看，似乎產生飲酒讓死亡風險如圖表這般被往下壓低的效果。

然而吉本醫生說：「關於這張圖表，從之前就在研究者之間出現過『完全不喝酒的人的死亡風險，應該不至於這麼高吧』的質疑。縱使說喝酒對血管確實有好的效用，但即使是少量的飲酒，都一樣會提高其他疾病的風險，所以整體來看，飲酒量應該還是越少越好吧？研究者

酒精消費量與酒精相關疾病的風險之關係

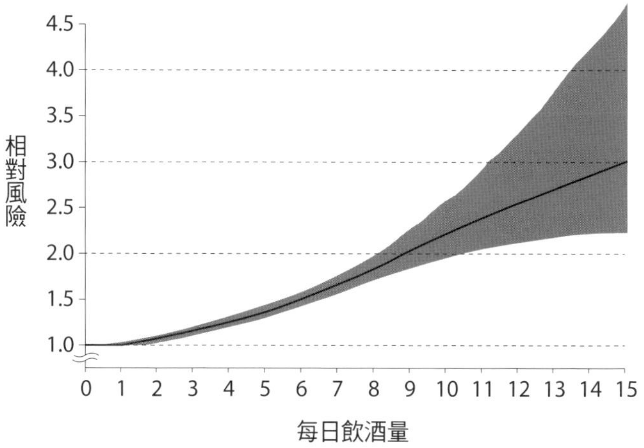

縱軸是相對風險，橫軸是酒精的消費量、每個單位換算為純酒精10g。（出處：依Lancet. 2018;392:1015-35. 為基礎製成）

們也在這樣思考著。」

相關研究就像這樣持續著，終於在二〇一八年，世界權威的醫學雜誌《刺胳針》（*Lancet*）刊載了一篇劃時代的論文[*5]。

「這篇論文藉由分析一九九〇～二〇一六年間，在一百九十五個國家或地區，「酒精消費量」與「酒精為成因之死亡」之間的關係，做出了對健康負面影響最小的酒精消費水準為『零』的結論。也就是說，『完全不飲酒，對健康是最好的』。」（吉本醫師）

只要看一下這份論文的圖表，就知道這不能說是J曲線了吧。

「若一天的飲酒量在十公克以下，疾病的風險是緩慢地些微上升；但超過了這個量後，則明顯地表現出了上升的傾向。這就是在說『要喝的話少量就好，可以的話最好都不喝』。」（吉本醫師）

當然，不能只憑一篇論文就下結論。但別再提什麼「酒為百藥之長」，這一點是沒錯的了。

THE SCIENCE OF DRINKING

γ-GTP數值的正確解讀法

肝臟專科醫師·淺部伸一

γ-GTP的惡化是「沉默內臟的悲鳴」？

名副其實的飲酒之人，對健康檢查的「壞數值」常有著自豪的傾向。在我的周遭，會把作為肝機能指標的**「γ-GTP」**數值，以「三位數了耶」這種方式表達的人還不少。

然而，話說回來，γ-GTP到底是什麼呢？另外也還有一些跟肝臟有關的數值，像是**「AST（GOT）」**、**「ALT（GPT）」**等。這邊就來請教一下肝臟專科醫師「淺部伸一」先生吧！

「γ-GTP是富含於**膽管**細胞中的酵素，在肝臟細胞裡也有，它與蛋白質分解、在肝臟進行的解毒作用有關。當膽管功能出現問題，肝臟細胞裡的γ-GTP數

肝臟與膽囊、膽管的構造

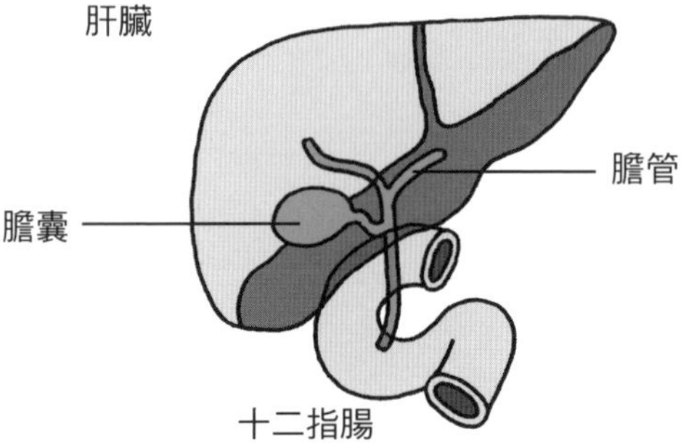

肝臟製作出分解脂肪用的「膽汁」，袋狀的臟器「膽囊」則是用來儲存膽汁的。膽囊以膽管連接著肝臟及十二指腸。

量就會增加。這時γ- GTP會流出到血液中，因此被當成是肝功能的指標來觀測。標準數值雖因檢查的醫療機構而有所不同，但通常都要在五〇IU／L以下。」（淺部醫師）

膽囊是與肝臟有密切關聯的臟器。肝臟會製造分解脂肪用的**「膽汁」**，而儲存膽汁的袋狀臟器就是膽囊了。它以膽管連接著肝臟及十二指腸。

肝臟是腹腔內最大的臟器，以成人來說約占體重的二%左右，重量約為一～一．五公斤。

肝臟的作用，除了先前所述會製造膽汁、能分解進入體內的毒素，也還有代謝體內所吸收的營養素，並使其變化讓身體能夠活用的功能。

因為要進行各種物質的分解與合成，肝臟也

被稱為是「人體的化學工廠」。它並不是時常處在全力運作狀態，但備用能力非常地強。即使因為疾病讓肝臟的細胞有些痛楚，其他部分的細胞也會扛起來處理，所以不會造成問題。肝臟的再生能力也高，就算少了一部分也可以修復，所以有些肝癌手術甚至可以切除掉患者三分之二的肝臟。

「由於其預備能力與再生能力都很強，所以當肝臟生病時幾乎不會有什麼症狀，因此也被稱為是『沉默的臟器』。正因如此，我們有必要關注γ- GTP等指標的檢查數值。」（淺部醫師）

酒喝得過多，脂肪就會堆積在肝臟，造成**「酒精性脂肪肝」**，γ- GTP的數值也會變高。當γ- GTP超過一〇〇時，就代表有可能出現脂肪肝等肝臟問題或膽管疾病，到醫療機構接受診察會比較好。

「γ- GTP對酒精的反應很敏感，即使肝臟沒有問題，平日裡就經常喝酒的人，這項數值也會比較高。像這樣的情況，如果先禁酒一段時期再去檢查，γ- GTP通常就會降低。若禁酒後檢查γ- GTP還是沒有下降的話，肝臟等處發生問題的可能性就高很多了。」（淺部醫師）

γ-GTP、ALT、AST的標準值

	γ - GTP	AST, ALT
標準值	～50	～30
應注意	51～	31～
應就診	101～	51～

（單位：IU／L）因檢查的醫療機構不同，標準值可能有所差異。

也必須注意AST與ALT

有些酒量很好的人，有時即使喝很多，γ-GTP數值也不怎麼會增加。因此，這種人如果只看γ-GTP來判斷會很危險。所以，請也要注意AST及ALT的狀況。

這兩者是肝臟製造出來的酵素，其作用關係到胺基酸的代謝，當肝臟的細胞損壞時，它們就會釋放到血液之中。

「AST與ALT的標準數值是五～三〇IU／L。若數值超過五〇，請前往醫療機關接受診治。如果數值超過一〇〇，那就得懷疑是否有脂肪肝或慢性肝炎的問題存在。」（淺部醫師）

AST也存在於肌肉與紅血球中，而ALT主要存在於肝臟內。若ALT數值有高於AST數值的傾向，就有可能是肝臟產生了慢性問題。

THE SCIENCE OF DRINKING

即使不是好酒者，也要小心「脂肪肝」

肝臟專科醫師．淺部伸一

離喝酒者無比接近的脂肪肝

在好酒者身上最常見的，說起來應該就是**脂肪肝**了吧！

所謂的「脂肪肝」，就是指因為某些原因，使得肝臟細胞有三〇％以上都堆積著脂肪（三酸甘油脂）的狀態。

由於酒喝得多時，三酸甘油脂就容易累積下來，所以脂肪肝可說是好酒者們的宿命吧！

肝臟專科醫師「淺部伸一」指出：「有報告顯示，日本成人中，約三〇％患有脂肪肝。尤其是中高年男性，幾乎有一半都有脂肪肝，這問題離我們其實並不遙遠。」

脂肪肝是「鵝肝狀態的肝臟」

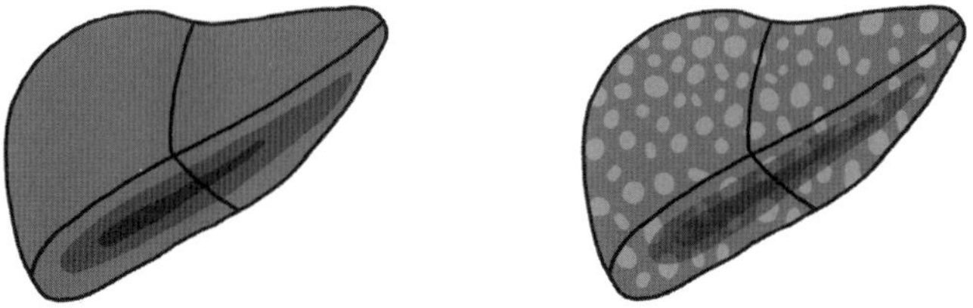

肝臟細胞30%以上堆積著脂肪，就會變成「脂肪肝」。

在好酒者當中，雖然有些人會看似自豪地說：「我的健檢報告γ-GTP數值是三位數呢！」但由於超出到三位數時，就有可能是患上了脂肪肝，還是到肝臟的專科醫療機構接受診治會比較好。

即使是一般健康的人，肝臟的細胞裡也有大約五%左右會堆積著脂肪。當這數值超過三〇%，就算是脂肪肝了，換句話說就是**「鵝肝狀態」**——因為實際上透過攝影診斷，脂肪肝看起來就是白白的模樣。

脂肪肝麻煩的地方在於，如果就這樣放著不管，最終有可能會讓肝臟變得硬邦邦的，形成「肝硬化」。

「脂肪肝也有好幾種類型。酒喝得太多的人會演變成『酒精性脂肪肝』；不怎麼喝酒但吃太多又

脂肪肝的分類

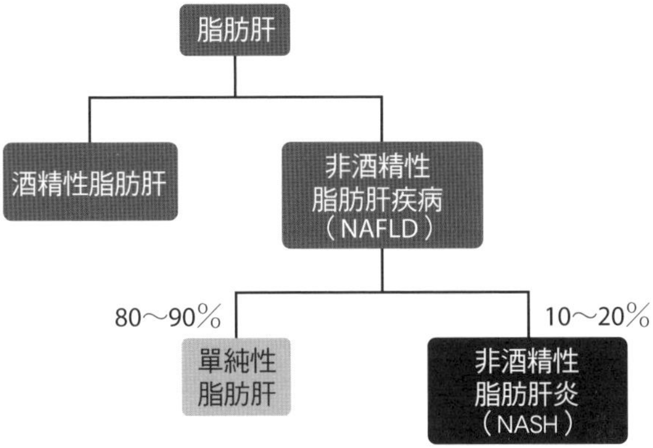

非酒精性脂肪肝疾病中，有10~20%會慢慢惡化，有可能變成肝硬化或肝癌。這被稱為「非酒精性脂肪肝炎」。

缺乏運動的人，其肝臟累積脂肪形成的是**『非酒精性脂肪肝疾病』**（Non-Alcoholic Fatty Liver Disease, NAFLD）。雖然脂肪肝是好發於男性的常見疾病，不過停經後的女性也需要多加留意。」（淺部醫師）

NAFLD患者中有八〇~九〇%的人，即便經過長期觀察，也還是維持著脂肪肝的狀態，疾病並沒有惡化（單純性脂肪肝）；但是另外一〇~二〇%的人病情則會漸漸惡化，甚至可能演變為肝硬化或者肝癌。

這個由脂肪肝開始慢慢惡化的疾病，被稱為**「非酒精性脂肪肝炎」**（NASH）。

「NASH」進展後會變成肝硬化或肝癌

脂肪肝依據脂肪的累積狀態，能夠分成輕度、中度及重度等三個階段，可以透過腹部超音波檢查或CT（電腦斷層攝影）檢查被診斷出來。可怕的是，由於「肝臟是沉默的臟器」，所以患者幾乎是沒有什麼自覺症狀的。

「如果患的是酒精性脂肪肝，由於病因很清楚，只要減少飲酒量就好，當然依情況也可能要完全禁酒；如果患的是非酒精性脂肪肝炎，雖說病名裡有『非酒精性』的字眼，但跟酒卻並非毫無關聯，因為若NASH患者飲酒，可能會讓肝臟的發炎症狀變得更重。」（淺部醫師）

唉，我實在不想聽到「禁酒」這個詞啊！但即便只是為了不想「因為脂肪肝而禁酒」，也絕不能輕視健康檢查的結果。

另外，如果就這樣放著非酒精性脂肪肝炎不管，經過五～十年，就有可能逐步地演變成肝硬化或肝癌。所以最好重新檢視飲食生活、減重，並將酒精控制在適量的一天二十公克（換算成純酒精。若啤酒約為中瓶一瓶、日本酒則為一合）。

現在患者增加中的，是不喝酒的人所患的脂肪肝，也就是非酒精性脂肪肝炎。

淺部醫師敦促大家要多加注意：「體質上肝臟容易累積脂肪的人，會因為缺乏運動或過度飲食等原因而患上非酒精性脂肪肝炎。問題就在於，如果放著不管，結果就會演變成肝硬化或肝癌。即便都不喝酒，也並不能排除脂肪肝的可能。」

健檢結果不優的人繼續喝，會怎樣呢？

肝臟專科醫師・淺部伸一

血糖值、血壓、膽固醇與酒的關係

體檢或健康檢查的結果裡，除了跟肝臟有關的γ-GTP等數值以外，還有如：血糖、血壓、三酸甘油脂、膽固醇等與生活習慣病風險相關的數值，會在意這些數值的人還挺多的。

最近常聽到有人受到新冠疫情影響而缺乏運動，導致血糖、血壓、三酸甘油脂等數值惡化了。

為此，我們向肝臟專科醫師「淺部伸一」先生，請教了有關糖尿病、高血壓、高脂血症等這些生活習慣病，其風險與酒精之間的關係。

首先從**血糖值**說起。「酒不太會直接導致血糖值上升，但若要說血糖值高的人喝多少都沒關係，卻又不是那麼一回事。假使長期持續處於過度飲酒的狀態，肝臟跟胰臟都會受到損傷，這會導致胰島素的分泌受到抑制。胰島素的效果變差、血糖值就會因而上升。」（淺部醫師）

健康檢查的結果，如果被指出「未患有糖尿病，但有可能即將演變為糖尿病」，請找專科醫師診察，確認胰島素的分泌狀態會比較好。

接著，來看**血壓**。「喝了酒以後雖然暫時會讓血壓下降，但隔天早上就會上升。起床後一～二小時血壓升高的『晨間高血壓』，會增加心肌梗塞及腦中風等心腦血管系統疾病發生的風險。血壓高又有喝酒的人，請試著測量自己在一天內各時段的血壓。中年以後的高血壓患者，為了防止動脈硬化的發生，也請考慮是否請醫師開能降低血壓的『降血壓藥』。」（淺部醫師）

另外，下酒菜裡的鹽漬花枝或其他醃漬食品等含有較多鹽分的食物，都頗受歡迎。但由於攝取過多鹽分，也會讓血壓上升，還請注意。

再來是關於**高脂血症**的部分。高脂血症可分為，血液中的三酸甘油脂較多的類型、**低密度脂蛋白**（Low Density Lipoprotein, LDL，壞膽固醇）較多的類型，以及**高密度脂蛋白**（High Density Lipoprotein, HDL，好膽固醇）較少的類型。「容易受到酒精影響的，是三酸甘油脂與高密度脂蛋白。如同前面曾提過的，飲酒過度會讓三酸甘油脂的數值上升。另一方面，適度的飲酒則被認為有能夠讓高密度脂蛋白增加的效果。但是考慮到這樣的效果有著個體差異，也沒辦法說為了增加高密度脂蛋白就可以放開來喝。若飲酒過度，中性脂肪會積累，這與肥胖或其他疾病都可能有關，請注意。」（淺部醫師）

下面就有關喝了酒之後，會讓三酸甘油脂容易累積的現象來補充說明。

酒精（乙醇）在代謝時，會經由乙醛再變成乙酸。乙酸會變換成乙醯輔酶 A（Acetyl-CoA），乙醯輔酶 A 是很重要的物質，由此生成的三磷酸腺苷（adenosine triphosphate, ATP），會被用以當成身體中的能量來源。我們的身體就是運用從三磷酸腺苷產出的能量來維持生命的。

如果酒精代謝所產出的物質，全數都能做為能量來源使用的話，那或許沒什麼問題，但實際上並不是這樣。「喝了大量的酒之後，多餘的乙醯輔酶 A 會先從脂肪酸再轉變為三酸甘油脂，被儲存在肝臟、皮下與內臟等處。這就是許多好酒者會煩惱三酸甘油脂過多的主要原因。在喝酒的時候搭配油膩的下酒菜，會進一步增加體內的脂肪酸，這也會讓三酸甘油脂跟著增加，必須要注意才行。」（淺部醫師）

酒精的代謝途徑

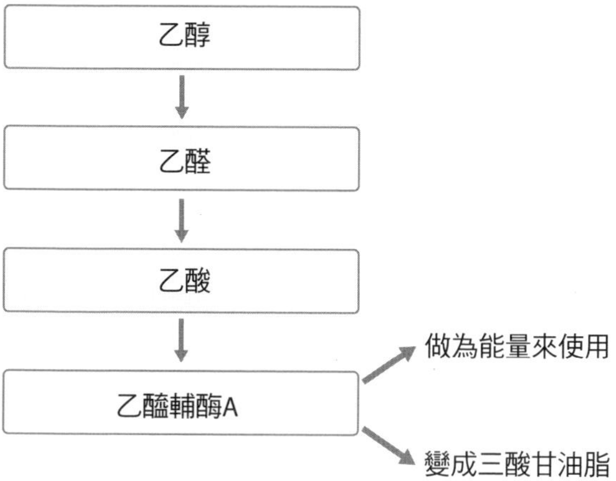

非酒精性脂肪肝疾病中，有10~20%會慢慢惡化，有可能變成肝硬化或肝癌，通稱為「非酒精性脂肪肝炎」。

我之所以知道酒精分解後產出的乙醯輔酶A，會成為可恨的三酸甘油脂，是因為在新冠疫情發生之後，健康檢查發現，三酸甘油脂的數值令人遺憾地稍微上升了一些。

淺部醫師敦促我要注意：「累積在內臟的三酸甘油脂，會提高阻塞性腦中風、動脈硬化以及肝癌等疾病的風險，不能輕視啊！」

以前，比起被稱為「壞膽固醇」的低密度脂蛋白與動脈硬化之間的關聯，三酸甘油脂的危險性較不被正視。但最近有很多報告都顯示，三酸甘油脂偏高時，會增高各種疾病的風險。

預防痛風，
不是只控制「嘌呤鹼」就好

對於好酒者來說，還有一項重要的檢查數值，就是**「尿酸值」**。說到尿酸值，就關係到連吹到風都會疼痛的**痛風病**了。痛風的正式名稱是「痛風性關節炎」，是因為血液等處含有的尿酸這種物質結晶化，堆積在關節引起發炎症狀，而導致腳趾、膝蓋等處產生激烈疼痛的一種疾病。

健康的人尿酸值在五．〇～六．九mg／dL左右，當尿酸值高過七．〇mg／dL時，就稱為高尿酸血症。超出七．〇mg／dL後，尿酸就容易結晶化，痛風發作的可能性也會增加。

尿酸是由**嘌呤鹼**（Purine Base）轉化而來，所以尿酸值高的人，最好減少攝取富含嘌呤鹼的雞肝、沙丁魚乾等食品，以及啤酒等飲料會比較好。

近來，經常可以看到標示著「零普林（嘌呤）」的酒精飲料，對於在意尿酸值的好酒者來說，應該算是不可多得的良伴吧！

酒精攝取量越增加，痛風發作風險就越高

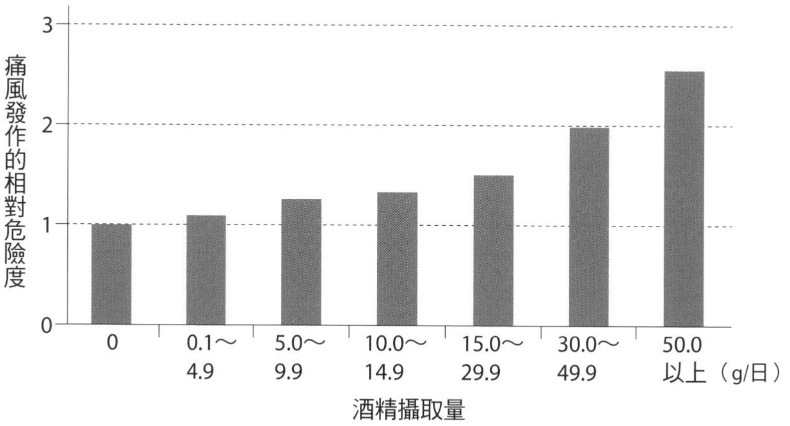

（出處：Lancet. 2004 Apr 17;363(9417):1277-81.）

只不過，並非控制住嘌呤鹼的攝取就能預防痛風的問題了。由於嘌呤鹼有七〇～八〇％是在身體內生成，而來自食物的嘌呤鹼只有約二〇～三〇％，所以其實影響並不是特別地大。

事實上，酒精這種東西也有增加尿酸的效果。有研究報告顯示，酒精的攝取量越多，痛風的發作風險就越高[*6]。

尿酸值高的人控制酒精攝取、改選擇零普林的飲料雖然沒有錯，但飲酒量還是要比之前再更減少才行。順帶一提，雖然痛風給人的印象是屬於大叔們的疾病，但最近女性患者也開始增加了。

宿醉好朋友？薑黃的陷阱

為了大喝一場，在喝酒聚會之前先服用含有薑黃的補充錠劑或飲品，對於眾多好酒者來說，可以說是喝酒聚會前的一種儀式了。我自己也覺得，先服用含有薑黃的飲品後再開始喝酒，感覺似乎比較不會醉，隔天早上也會比平常更舒暢。

打從新冠疫情以來，就很少有飲酒的聚會了，含有薑黃的飲品也沒什麼機會出場，即便如此，現在認為「薑黃＝對肝臟好」的人卻意外地多。然而，對於薑黃這東西，有肝功能問題的人還是克制一下比較好。肝臟專科醫師「淺部伸一」先生就表示：「事實上，因薑黃導致肝功能障礙的狀況已經很多了。」

「日本肝臟學會針對民俗藥品及健康食品等所導致的肝功能障礙情況，進行了調查，其中影響最多的就是薑黃了*7，得出了『占全體原因之二四・八％』這樣的超高數據。」（淺部醫師）

淺部醫師也實際診治了因薑黃而導致肝功能障礙的患者。

「有位患者，不僅飲用了含有薑黃成分的補充錠劑，還經由網購買了薑黃的根部，

導致肝功能障礙的民俗藥品或健康食品

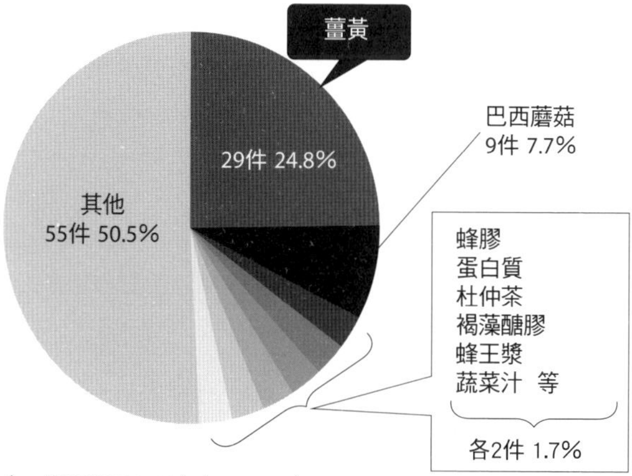

（出處：恩地森一等肝臟2005;46（3）:142-148）

自行熬煮後飲用。」（淺部醫師）

像這類的藥物性肝功能障礙，很容易發生在肝臟有一些問題的人身上。需要特別留意的，就是有脂肪肝等肝功能問題的人。

「沒有肝功能障礙問題的健康者，如果只是偶爾在便利商店買瓶薑黃飲品來喝，那還不需要過度擔心。實際上，確實有報告顯示，在開始喝酒前半小時，服用了薑黃中含有的薑黃素成分的人，血液中的乙醛濃度上升是會受到抑制的。」淺部醫師這樣說。

相信不管哪種健康食品都不會毫無副作用的吧！請注意不要過度攝取了。

第
2
章

會後悔的飲酒法、不會後悔的飲酒法

THE REGRETTABLE DRINKING

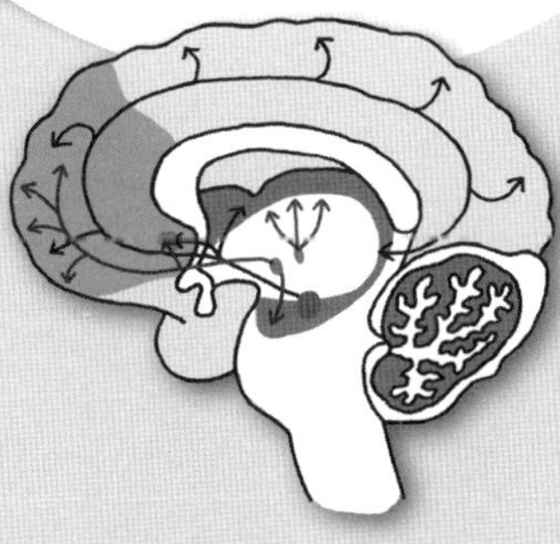

為什麼喝多了會拉肚子？

神戶學院大學副教授．大平英夫

酒精導致的腹瀉有兩種模式

「酒喝太多會弄壞肚子」，會這樣想的好酒者意外地很多。其實我也是這樣，喝過頭的隔天早上，可以說肯定會鬧肚子。嚴重的時候甚至像住在廁所裡。

我有一位因為感冒導致身體變差，並以此為契機禁酒的酒國英豪朋友，曾傳來消息表示：「光是不喝酒，就讓我嚴重的腹瀉症狀變好了。」他本來一晚上可以乾掉四～五瓶Strong系列（酒精含量七～九％）的長瓶裝（五〇〇毫克），會在自家喝到斷片、什麼都不記得的程度。看來他腹瀉的原因是在於喝太多了吧？附帶一提，他禁酒之後連痔瘡都有了改善，整個人好到不行。

攝取過多的酒精，是否會對腸道造成不良的影響呢？如果真是如此，那其機制又是如何呢？我們向十分瞭解腸內環境的神戶學院大學營養學部的副教授「大平英夫」先生，請教了這個問題。

「當攝取了大量的酒精，腸管對水分跟電解質（如：鈉等物質）的吸收成效就會不完全，因而引發**滲透性腹瀉**。這就是喝過頭之後，隔天會鬧肚子的真相了。」（大平副教授）

我剛剛提到的那位朋友也是這樣，他的狀況是水便（水分多的腹瀉），再追問後他說：「當時幾乎是每天都腹瀉。」

根據大平副教授的說法，因酒精導致的腹瀉還有著另一種模式。

「另外一種，就是因為長期過度攝取酒精，使得身體消化機能低落而引發的腹瀉。這種類型的腹瀉，由於糞便中存在著過剩的脂肪，也被稱為是『**脂肪便**』。若因長期攝取酒精，導致**胰臟**機能變差，消化液及膽汁的分泌量也下降而無法好好分解與吸收脂質及蛋白質，就可能會出現上腹部疼痛等自覺症狀。」（大平副教授）

即使是體驗過滲透性腹瀉的好酒者，也希望你們不會有體驗到脂肪便的那一天。

在居酒屋跟很多人一起喝，容易搞壞肚子？

這麼說起來，飲酒過量必定會遇到滲透性腹瀉。那除了「飲酒量」之外，還有沒有什麼因素是與之有關聯的呢？雖說最好就是別飲酒過量，但還是想要知道有沒有盡可能不讓腸子受到損傷的理想飲酒方式。

「對於胃腸等消化道而言，酒精並非總是只會產生不良的影響。我們已知在用餐前來杯**『餐前酒』**，可以增進食慾、讓胃腸的作用活躍起來。胃腸如果能良好地發揮作用，就不至於產生滲透性腹瀉的情況。酒這種東西，對於消化道既有好的影響，也有壞的影響，兩者都是有的。」（大平副教授）

的確，在會推出餐前酒的西式餐廳或懷石料理店聚餐的隔天，鬧肚子的情況幾乎不曾見過。那麼，飲酒究竟是會帶來好的或壞的影響，這兩者的分界線在哪裡呢？

「大致上來說，所謂好的影響就是讓消化道的作用活化起來；而壞的影響則是抑制了消化道的作用發揮。不論哪一種，都可以認為是酒精對自律神經作用後所帶來的結果。其中的結構相當複雜，簡單來說就是酒精會讓腦部進入『戰鬥模式』或『療癒模式』，以這樣的方式表達，或許會比較容易理解些。」（大平副教授）

戰鬥模式與療癒模式……，聽起來像是完全相反的。同樣是受到酒精的影響，為什麼會演變成這兩種完全相反的模式呢？

「所謂的戰鬥模式，是指被稱為『幹勁激素』的**多巴胺**（Dopamine）大量被釋放出來的狀態。這種情況下，人們會呈現興奮、清醒、動機高昂的狀態，而消化道的活動會受到抑制。另一方面，所謂的療癒模式則是指，被稱為『幸福激素』的**血清素**（Serotonin）被大量釋出，使人處於心情安定的狀態，此時消化道的運作活化起來、食慾也隨之增長。」（大平副教授）

什麼！那照這樣說來，只要總是採用能讓幸福激素在腦內被釋出來的飲酒方式，不就好了嗎？請問副教授，這麼方便的飲酒方式，真的做得到嗎？

「多巴胺與血清素，並沒有辦法只釋出其中一種，不論何者都是同時被釋出的。就像是翹翹板的兩端，多巴胺釋出多些就往這邊傾、血清素釋放多些就往那邊倒，看往哪邊倒就是哪邊的影響比較大。這樣的翹翹板要往哪邊倒，其中的機制是很複雜的，舉凡

多巴胺與血清素

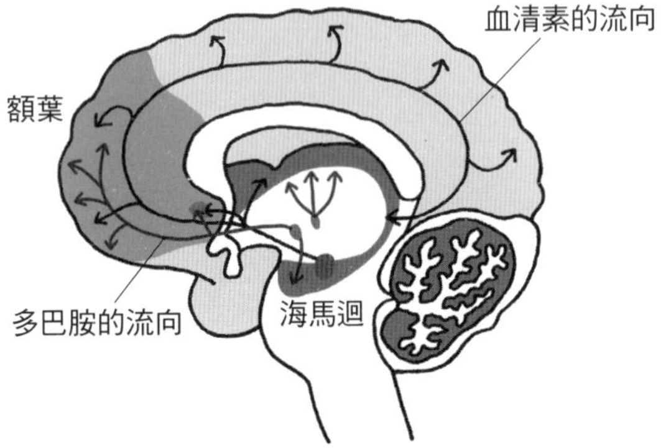

飲酒者對酒精的分解能力、當天的身體狀況，以及喝酒時的環境等等，都是有關係、必須被列入考慮的。」（大平副教授）

依據大平副教授的說法，若是在時尚的餐廳裡點上杯餐前酒的餐會，血清素會占上風；相對地，若是在居酒屋裡，跟許多年輕人來場聚會，此時多巴胺則會具有優勢。以這樣的感覺來想像的話，好像是可以接受的。

「大學生在居酒屋裡，喊著『今天要大喝一頓！』這樣衝勁滿滿的時刻，就像是戰鬥模式。如果想避免喝酒弄壞肚子，請別這樣喝酒。而是要到高級餐廳之類能夠以舒緩的心情，邊享受餐點邊飲酒的環境才是。」（大平副教授）

原來如此啊，若不看看自己的年紀，總鬧著

「今天要大喝一頓！」的話，隔天恐怕就會走上腹瀉之路——這就是原因吧，得注意才行啊！除此之外，大平副教授所說的「血液酒精濃度」也會對腦部產生很大的影響。

「雖然每個人都不同，但血液酒精濃度在到達五〇mg／dL之前，人都還能處於舒爽放鬆的狀態。到達一五〇mg／dL左右時，膽子會開始變大、變得有些不顧分際、心跳數也會上升。若血液中酒精濃度再往上升的話，就會沒法好好走路、覺得噁心想吐、出現失控的行為。若不想變成這樣，最重要的就是要採用『不會讓血液酒精濃度急遽上升』的飲用方式喝酒。」（大平副教授）

為了避免血液酒精濃度急速升高，請別空著肚子喝酒，要在用餐的同時一起享用酒，控制飲用步調，可以也同時飲水的話更好——這些都是馬上就可以做到的。

當多巴胺占上風時，人會表現出興奮、清醒、動機高昂的模樣，消化道的活動也會受到抑制；血清素占上風時，心情則會變得安定、消化道的活動會變得活躍。

為什麼隨著年紀增長，酒量會變差？

久里濱醫療中心院長．樋口進

隨著老化，酒量會變差的原因有二

年歲日漸增長，酒量越來越弱——相信好酒者們隨著年紀越來越大，應該都曾有過這種感受吧！

以我自己的經驗來說，「每天都感覺得到」因為老化的緣故而酒量變差了，這樣說並不誇張。二十幾歲時我不管怎麼喝，都很少會宿醉；但到了五十幾歲的現在，只要稍微喝多了些，就可以肯定地說隔天酒一定還退不了。如果喝下與二十歲時同樣的酒量，那就不只是宿醉了，肯定會醉到第三天（雖然我已怕到不敢這樣喝）。

就連退酒的速度也變慢了。因喝得太多而宿醉時也是，年輕時大概中午左右酒就退了，還會想說「今晚要喝什麼？」呢；但現在幾乎都要到了傍晚左右，身體的狀況才會恢復過來。而且也不會再產生「想要喝酒」的心情，喝過頭的隔天，最後都成了讓肝休息的日子。

由於酒量減退了，最近遇到「好想再喝一杯啊」的時候，通常都會就此作罷。唉，所謂大人的飲酒方式大概就是這樣吧？只不過對於年輕時自誇為「酒豪」的人來說，這樣實在有些索然無趣啊！

隨著老化會出現的症狀還有「喝了酒馬上就覺得想睡」，而且是經常在喝酒的地方就開始想睡。說來慚愧，我更曾經在宴席上，坐著就打起瞌睡來了。

其實我也很想跟年輕時一樣享受喝酒的樂趣，然而身體卻不肯聽話。如此一來只能因為「年紀增長帶來的症狀」而放棄了嗎？若已經無法喚回年輕時期的酒量，那以後應該要怎麼跟酒打交道才好呢？為此，我們向瞭解「酒精與健康」之關係的久里濱醫療中心院長「樋口進」醫師，請教了「老化與飲酒」的相關資訊。

醫生，請問隨著年紀增長而酒量變差，是否並非錯覺，而是真有其事呢？

「很遺憾，這是真的。應該有很多人都實際上感覺到了，隨著老化，人對於酒的耐受力也會變弱。」（樋口醫師）

唉，果然不是錯覺。既然這樣，我也想知道：「為什麼年紀增長，酒量會變差？」

「有兩大原因。其一是因為老化，肝臟的機能衰退，使得**分解酒精的速度變慢了**。如此一來即便飲用同樣的量，但相較於年輕時，如今體內的血液酒精濃度會更高。飲用與年輕時相同的酒量，但現在隔天會覺得酒還沒退，就是因為這個緣故。具體來說，並沒有分解速度減慢了多少的資料，不過分解酒精速度最快的時候是在三十來歲時。此後處理能力便會慢慢地減弱下來。」（樋口醫師）

因為老化，人不僅外表，連肝臟也會隨之變老。的確從四十歲後半起，喝過頭的隔天早上，感覺呼吸中還明顯帶著殘酒氣息的情況就開始增加了。

「第二點原因是，**身體內的水分含量降低了**。如同大家所知的，人體內的水分占比，在嬰兒時期為八〇%，非常地高。隨著老化，會開始降低。成為高齡者後大約為五〇%左右[*1]。喝酒的時候，酒精會融入體內的水分之中，若體內水分量變少，酒精可以融入的對象也減少，所以血液裡的酒精濃度就很容易變高。」（樋口醫師）

與年輕時相比，現在感覺只要喝下一些，就會帶有舒服的醉意，說起來還挺省錢的，但當我知道其原因之一是身體內水分含量的降低，就覺得有點……。

體內所含水分的比例

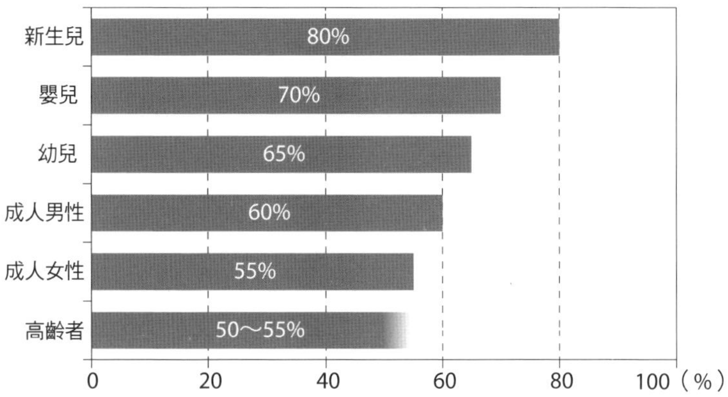

（出處：環境省『熱中症環境保健マニュアル2018』）

的確，隨著年紀增加，肌膚皺褶增多、容易變得乾燥等，都讓人實際感受到水分含量減少的事實。只是不知道這還會影響酒量，導致容易喝醉。

酒後摔倒，甚至失禁的案例都有

因為攝取了酒精，讓脫水狀況更容易發生的這一點，也必須要加以注意。

「酒精有抑制抗利尿激素分泌的作用，亦即是說，飲酒會產生利尿作用而使得**尿液量增加**。高齡者體內的水分本來就少，若再喝酒，會讓脫水狀態更進一步，而血液酒精濃度也就會變得更高了。」（樋口醫師）

如果你即使年紀增加，也依然保持著年輕時的心態，就容易有無意間胡來的傾向。希望大家能先知道，即使喝了酒也不算是補充到水分，相反地，這還會成為導致脫水的原因。

另外，樋口醫師還談到，比起喝酒產生的症狀，更應該注意「因嚴重搖晃、不穩而**摔倒的危險性**也會增加」。「高齡者即便是在一般狀況下都很容易摔倒，而飲酒會讓這樣的風險變得更高。因為酒後摔倒而骨折、陷入必須臥床生活的案例也是有的。」（樋口醫師）

以高齡者的情況來說，因為過度飲酒導致漏尿或滲便的人，其實也並不少。由於這樣的失態可能會致使人喪失自信心，因此年紀越增長，就應該要越注意酒量才是。

樋口醫師也傳授了關於銀髮族飲酒時，應該注意的具體重點。

「最重要的就是，酒量真的是降低了。建議隨著年紀增加，飲酒的量也應該往下調整。厚生勞動省也表示：『對六十五歲以上的高齡者而言，更少量的飲酒才算是適當的。』」（樋口醫師）

那麼，要減到什麼程度才好呢？

「目前並沒有依照年齡別所給出的適當酒量明確指引。大略的標準，就是別喝到認為自己『隔天早上醒來時還留有酒意』的量。這是最低、必須要遵守的底限了。因為其中有個人差異，沒辦法一概而論，但少量的降低是無法滿足要求的，可以的話，建議請一口氣降低到年輕時期酒量的一半以下。」（樋口醫師）

只要嘗試個幾次，應該可以找出「喝那樣的酒量隔天還會有酒意」、「喝這樣的酒量就沒問題了」的界線在哪裡。希望大家能瞭解自己，好好地控制酒量。

THE REGRETTABLE DRINKING

一個人在家飲酒有危險嗎？

筑波大學副教授・吉本尚

因為新冠疫情，哪些人的喝酒量增加了？

做為應對新型冠狀病毒感染症的對策，當初努力「自主控制外出」的人應該很多吧！

待在家裡的時間變長了的結果，就是**在家裡的飲酒量增加**，這似乎是全世界共通的傾向。

不過，也有些人由於自主控制外出，去餐飲場所的機會減少了，再加上餐飲店那時已不再提供酒類販售——「從結果來看，飲酒量減少了」。

簡言之，這是因為喝酒的習慣有「主要在外頭喝／主要在家喝」這兩種不同型態所致。你是屬於哪種類型的呢？

以自己來說，我購入了在自家飲用所需的**五公升**

裝營業用威士忌……。

若是平常時期，我並不會買這麼大容量的酒。身邊放著這麼大容量的酒，容易不自覺地就喝過了頭，所以本來心裡已經決定「不買」了。

但是在緊急事態宣言發布之後，東京都知事也發表了「購物請每三日一次」的聲明，於是我變得不會頻繁地前往附近的超市。有些店週末時還設有入場限制，加上或許是大筆採買的人變多了，我喜歡的酒類也常常都賣完了。

或許聽起來像是在找藉口，但因為有上述情況，我最後在網路上購買了營業用的威士忌。於是不出意料地，我的飲酒量增加了。

因為新冠疫情而導致飲酒量增加的人，並不是只有我。向周遭好酒的朋友們詢問之後，我得到了以下回應：

「工作結束後不用換地方馬上就可以開喝，還不用擔心趕不上末班車。」

「遠距工作讓我不用早起，可以悠閒地喝到很晚。」

「也沒辦法去旅行，省下來的部分，就奢侈地買些外帶料理跟酒了。」

「只有喝酒才有樂趣啊！」

即便不是如此，新冠疫情也給大家的身心帶來了很多壓力，因此覺得想要喝酒也是無可厚非的吧。

若一直這樣下去的話，我們的健康會受到很大的損害。為此，我們向專研「飲酒及健康」相關主題的筑波大學副教授「吉本尚」先生，請教了「因新冠疫情導致飲酒量增加的人所遇到的問題」。

請問副教授，因為新冠疫情導致飲酒量增加的人有很多嗎？

「飲酒量增加的狀況，從許多管道都有所聽聞。我更在意的是，患有酒精成癮、正在戒酒中的人，會因為新冠疫情而再次開始喝酒，也就是**『新冠疫情所致的戒酒失誤』**。很大的原因在於，『三密』（密閉、密集、密接）防疫原則使得戒酒自助團體的集會無法舉行。」（吉本副教授）

在酒精成癮的情況下，與有相同疾病的人交流，可以形成「再次飲酒的強大抑制力」。而無法在現實中前往自助團體與人碰面談話，對於有酒精成癮的人來說，似乎是有著很大的影響。

吉本副教授對於新冠疫情與飲酒量的增加又是怎麼看的呢？

「傳染病的大規模流行，是『災害』的一種。迄今為止都是通勤到公司的人，變成了遠距工作，孩子與家人們每天都待在家中，環境產生了很大變化。也有人因為新冠疫情的關係，暫停了工作甚至失業，在精神上受到很大傷害。背負壓力，選擇用酒來當紓壓方法的人應該很多吧！另外，由於不需要通勤，有了充裕的時間；再加上沒有外在監視目光，都是飲酒量增加的原因。」（吉本老師）

吉本副教授更進一步地表示：「疫情期間，像健身房或瑜珈教室、按摩或護膚店等等也都關閉了，可以消解壓力的選項變少了，這也是讓飲酒量增加的一個原因。」「雖然不需要擔心能立即適應這些變化的人；但對於無法立即適應的人來說，會因為想要做些什麼來忘掉這些不安、消解壓力，而不自覺地變成藉由喝酒來達到這些目的也不一定。」（吉本副教授）

為了消除壓力而喝酒的人有危險

在上述狀況下，實際上飲酒量有增加的人是什麼樣子的呢？

「最最危險的是，患有**酒精成癮**或其他精神疾病的人；而一個人住、沒有任何他人能監看的情況也一樣，會因為沒有人能幫忙勸阻而有危險。另外，藉酒來消除壓力、迄今為止主要都是在外飲酒的人，因為不需要趕搭末班車回家而一直喝個不停，也會有問題。」（吉本副教授）

主要都在外頭喝酒的人，如果是「因為沒辦法在外頭喝了，所以飲酒量減少」的話那還好；但如果只有飲酒這一種解除壓力的方法，所以連在自家都會喝，導致飲酒量不停增加，那就是很大的問題了。

我也覺得，在外頭喝酒因為是在平時生活以外的環境飲酒，還可以跟他人一起發發牢騷、說些呆話蠢話，這些都有助於消除壓力。

我曾經想過應該可以實現**「線上飲酒」**，所以嘗試外帶了喜歡的燒烤店的料理、準備好酒，跟親近的友人連線喝起來，但因為通訊的狀態不太穩定、畫質也不夠好，氣氛終究只是一般般地熱烈而已。而且在說了聲「掰」切斷通訊之後，接著還要自己整理吃完後的餐具，讓人有點感覺不太好。雖然也並不差，但跟在外頭喝酒相比，還是覺得有些不足啊！

言歸正傳，吉本副教授也說了：「容易感受到壓力，也就是被稱為『A型人格』的人，也有危險。」

「A型人格是心理學的用語，用來指那些性子急、易怒、競爭心強、行動態度積極的人。這種類型的人，容易陷於抽菸及大量飲酒的狀況，且有著容易受到日常壓力影響的傾向。在要求協調性的日本社會裡，A型人格的行動模式通常不太會表現出來，相信會在外頭飲酒消除壓力的人裡，就有著這樣的人。」（吉本副教授）

即使在自家的飲酒量增加了，但若喝酒可以讓人保持愉快的心情，倒還沒什麼。「真正可怕的是，隨著飲酒量增加，人會開始陷入『我就是什麼都不行啊』這般的負面狀態。若為了抹去如此罪惡感和自責的念頭，而越喝越多的話，就益發危險了。」（吉本副教授）

酒喝得快樂也就罷了，如果反而變得心情低落、抱有「為什麼我會喝成這樣啊？」的罪惡感，那可說是相當危險的信號。

世界衛生組織（WHO）所公布的「酒精使用疾患確認檢測」（AUDIT，請參照第九一頁）裡，就有著這樣的提問：「過去一年內，在飲酒後曾產生罪惡感或自責念頭的頻率大概是如何呢？」

即使喝了酒，心情卻無法變得愉快，那也算不上遺憾。但會這樣覺得的人，才更有必要控制酒量吧！

THE REGRETTABLE DRINKING

哪些人應該考慮減少酒量？

東京酒精醫療綜合中心．垣渕洋一

因為新冠疫情，出現了「短期內發展出的重度肝硬化」

新冠疫情似乎還難以終結。

我周遭許多人也都是無法到外頭飲酒，已經很習慣在家中喝酒了，飲酒量增加的人也開始變多。但由於在外頭喝酒的機會減少，飲酒量也隨之減少，變得幾乎都不怎麼喝酒的，也大有人在。

若是飲酒量減少，那還沒什麼問題；會出問題的，是飲酒量增加的情況。飲酒量持續增加、習慣大量飲酒，都有可能變成酒精成癮，而其中也有因為短期內飲酒過度，使肝臟的狀態快速惡化的案例。

事實上，專治酒精成癮等疾病的久里濱醫療中心，疫情後所接到的跟酒精有關的諮詢電話，跟新冠疫情爆發之前相比，已經增加了一．五倍*2。

我個人在家飲酒時，飲用量確實會增加，但由於「這樣下去會不會變成酒精成癮啊？」的不安感，我自主減少了喝酒的次數。目前還能遵守著「每週只能飲酒兩次」的步調——但說實話以後會變成怎麼樣，連我自己也不知道。

為此，我們聯絡了東京酒精醫療綜合中心的中心主任，同時也是《想到「差不多該戒酒了吧」時的讀本》（「そろそろ、お酒やめようかな」と思ったときに読む本）的作者「垣渕洋一」醫師。

從新冠疫情以來，在貴醫院裡，接到跟酒精有關問題的諮詢次數，是否增加了呢？

「在我工作的醫院裡，跟酒精有關的洽談電話數量，跟新冠疫情之前相比，並沒有什麼變化。但問題在於，來院治療的時候已經是重度肝硬化狀態的人，明顯地變多了。這些人在短時間內就演變到肝臟機能無法維持，出現各種合併症的程度。另外，一般也認為，因為新冠疫情而受到酒精之害的人當中，以女性居多。」

重度的肝硬化？短期內就惡化到這種狀態究竟是什麼原因呢？還有，為什麼會說發生在女性身上的情況比較多呢？

「酒量增加，肝臟狀態變差的原因各不相同。曾聽過有人因為新冠疫情，害怕被傳染、感到不安而在家裡一味地喝酒，使得狀態惡化，又由於連要外出就診都覺得可怕，就這樣更加惡化了。另外，以女性的情況來說——因為新冠疫情而失去工作的非常規聘用女性們，為了轉移不安，大量飲酒而導致問題的案例也很多。不過，當然也有人是在惡化之前就來醫院、諮詢關於減少飲酒的事的。」（垣渕醫師）

想減量卻減不了的人，請做「自我檢測」

以垣渕醫師的立場看來，會覺得：「新冠疫情是考慮戒酒、少喝點的好機會。」那麼，怎樣的人應該考慮進行戒酒或少喝點呢？

「像是酒量持續在增加、想要減卻減不下來的人；每天都喝、不讓肝休息的人當然也是；還有覺得『晚上不來一杯就感覺一天好像沒結束』的人、光是想像不喝酒就會有失落感或感到苦悶的人都是。」（垣渕醫師）

「晚上不來一杯就感覺一天好像沒結束」這是好酒者常會說出的話。在說這些話時，看起來是處於不太能客觀判斷自己的狀況啊！

「為了判斷自身酒精成癮的風險，想請各位試著做一下AUDIT*3。」垣渕醫師表示：「AUDIT是世界衛生組織所開發出來的篩選測試。如果你肝臟數值惡化、因為飲酒而人際關係惡化，又或者在工作上出了狀況等，有社會性問題交疊發生的話，就請先運用AUDIT，來客觀地觀察自己的狀況吧！依據其結果，再來檢討要戒酒還是少喝一些。」（垣渕醫師）

AUDIT的問題共有十個。結果會以〇～四十分來呈現。七分以下是「沒有問題的飲酒方式」（低風險飲酒族群）；八～十四分是「有害性飲酒」（高風險飲酒族群）；一五分以上是「危險性飲酒」（成癮症預備階段）；二十分以上是「需盡快接受治療」（成癮族群）。附帶一提，我是十二分，屬於「有害性飲酒」。雖然決定要改為「每週飲酒兩次」，卻仍然蘊含著危險性。我也確實曾在年底的餐會上，因為酒醉失態、穿錯了別人的鞋子回家（慚愧）。

在下一頁裡刊載著AUDIT的內容，希望各位務必一試，確實地認識自己的現況。

酒精使用疾患確認檢測（AUDIT）

❶你喝含酒精飲料的頻率是？	
0	不喝
1	一個月1次以下
2	一個月2~4次
3	一週2~3次
4	一週4次以上
❷喝酒時通常會喝多少量？（日本酒一合相當於2份※）	
0	1~2份
1	3~4份
2	5~6份
3	7~9份
4	10份以上
❸有多常一次喝酒超過6份以上？	
0	不曾
1	一個月不到1次
2	一個月1次
3	一週1次
4	每天或是幾乎每天
❹過去一年內，有多常發生一開始喝就停不下來的情況？	
0	不曾
1	一個月不到1次
2	一個月1次
3	一週1次
4	每天或是幾乎每天
❺過去一年內，有多常因為喝了酒而沒做到本來應該要做的事情？	
0	不曾
1	一個月不到1次
2	一個月1次
3	一週1次
4	每天或是幾乎每天

※ 飲酒量以「日本酒一合＝2份」、「啤酒大瓶一瓶＝2.5份」、「雙份加水威士忌一杯＝2份」、「燒酎加熱水一杯＝1份」、「紅酒玻璃杯一杯＝1.5份」、「梅酒小杯一杯＝1份」來計算。

❻過去一年內，有多常為了調整喝多後的身體狀況，而不得不在早上飲酒？	
0	不曾
1	一個月不到1次
2	一個月1次
3	一週1次
4	每天或是幾乎每天
❼過去一年內，有多常在飲酒後抱持罪惡感或感到自責？	
0	不曾
1	一個月不到1次
2	一個月1次
3	一週1次
4	每天或是幾乎每天
❽過去一年內，有多常因為喝酒而忘了前一晚發生的事情？	
0	不曾
1	一個月不到1次
2	一個月1次
3	一週1次
4	每天或是幾乎每天
❾有曾經因為飲酒，而造成自己或他人受傷嗎？	
0	不曾
2	有過，但過去一年裡沒有
4	過去一年裡有過
❿曾經有家人、親戚、朋友、醫師或其他從事健康管理工作的人，關注你的飲酒情況或勸你減少飲酒量嗎？	
0	不曾
2	有過，但過去一年裡沒有
4	過去一年裡有過

THE REGRETTABLE DRINKING

宿醉的早上開車，會成為酒駕嗎？

久里濱醫療中心院長・樋口進

有些人根本沒發現自己酒駕了

過去曾有則意外事件的新聞，是一位日本女藝人因為帶著酒意駕駛出了意外，肇事後逃逸。其後，這位女性被依違反日本的道路交通法及自動車輛駕駛處罰法起訴了。

雖然幸運地這件意外並沒有發生死亡事故，但已足以讓人重新感受到**酒後駕駛**之恐怖。

酒後駕駛可能會奪走人命，絕對不可以這樣做。但若是經常喝酒的人，就很有可能在不知情的狀況下酒後駕駛——這邊所指的就是，喝過頭的隔天駕駛車輛的情況。

近年來，對酒後駕駛嚴加審視的目光日益增加，一般人通常也都已認知到，飲酒之後就這樣駕車回家的行為是不對的。然而另一方面，卻也有不少人擅自判斷，認為在喝酒後的隔天，「已經好好睡一覺了，酒也退了，應該沒問題了」。根據日本警察廳的說法，在酒後駕駛者的理由中，就有「時間經過頗久了，覺得應該沒問題啊！」、「為了要去上班，宿醉還是開車上路了」等等。

此外，近來日本也頻繁地出現「某某市公所職員，因酒駕受到處分」之類的新聞。至今為止明明都勤勉工作著，但只因為一次酒後駕駛，人生就變成黑白的——像這樣的事情是可能會發生的。為了不讓自己陷入這樣的窘境，請務必掌握飲酒與駕駛相關的正確知識。

在此可能會產生的問題是——在喝過酒之後，要間隔多久時間，駕車才會沒事呢？當然，隨著酒量或當事者的體質等等，這個時間都會變動，但至少知道某種程度上的標準，還是很重要的。

為此，我們向熟悉「酒精相關各種問題」的久里濱醫療中心院長「樋口進」醫師，請教了有關酒後駕駛的可怕、酒精從人的身體內退去的時間，以及呼氣檢查的標準等等問題。

首先，來學習有關酒後駕駛的標準吧！日本酒後駕駛的標準，依據修改後的道路交通法規定，呼氣每公升中檢測出含有〇・一五毫克以上的酒精時，就稱為**「帶酒氣駕駛」**。酒精檢測值為〇・一五～〇・二五毫克時吊扣駕照（吊扣三十日）、〇・二五毫克以上則吊銷駕照（兩年不得考領）。[1]

若把上述數值換算為血液酒精濃度，各自是〇・〇三％（〇・三mg／mL）、〇・〇五％（〇・五mg／mL）。另外，與呼氣中的濃度無關，當你因為酒精而陷入難以正常駕駛的狀態時，就會被認定為**「醉酒駕駛」**，將吊銷駕照（三年不得考領）。

那麼，要符合以上帶酒氣駕駛的標準，具體來說是喝了多少酒呢？

「喝下啤酒中瓶一瓶（五〇〇毫升）或日本酒一合（換算純酒精為二〇公克）的酒之後，血液酒精濃度大約為〇・〇三（〇・〇二～〇・〇四）％的程度。換言之，光是

1 編註：台灣方面，分有行政罰與刑事罰。行政罰的標準，據道路交通安全規則第一一四條與第三五條，駕駛吐氣所含酒精濃度達每公升〇・一五毫克或血液中酒精濃度達〇・〇三％，處新臺幣一萬五千元～十二萬元以下罰鍰，並吊扣駕駛執照一～二年。刑事罰據刑法第一八五之三條規定，吐氣所含酒精濃度達每公升〇・二五毫克或血液中酒精濃度達〇・〇五％以上駕車，無致重傷、死亡者，最高可罰三十萬元。

日本酒後駕駛的標準

		處分內容	點數	吊銷、吊扣期間
醉酒駕駛		吊銷駕照	35點	3年
帶酒氣駕駛	呼氣每1L達0.25mg以上	吊銷駕照	25點	2年
	呼氣每1L達0.15mg以上未滿0.25mg	吊扣駕照	13點	90天

此處的內容為日本的規定標準。與過往的交通事故或交通違規案例內容可能有所不同。

喝了一瓶中瓶裝的啤酒，超過『帶酒氣駕駛』標準值的可能性就很高了。」（樋口醫師）

而且，在還未達到這標準值之前，就已有可能開始對駕駛產生影響。

「雖然其中有著個人差異，但酒精對駕駛的影響，從血液酒精濃度還極低的時候就開始了。舉例來說，一般都認為，反應時間從未滿〇・〇二%、注意力從未滿〇・〇一%這樣的低酒精濃度，就會開始遇到障礙。隨著飲酒量越多，對駕駛技術的影響就越大。」（樋口醫師）

因此，血液酒精濃度要比帶酒氣駕駛的標準再向下調了一些，因為即使只是淺酌，駕駛能力也確實會受到影響。很明顯地，「只喝了一點點，開車也ＯＫ啦！」這種事是不可能的啊。

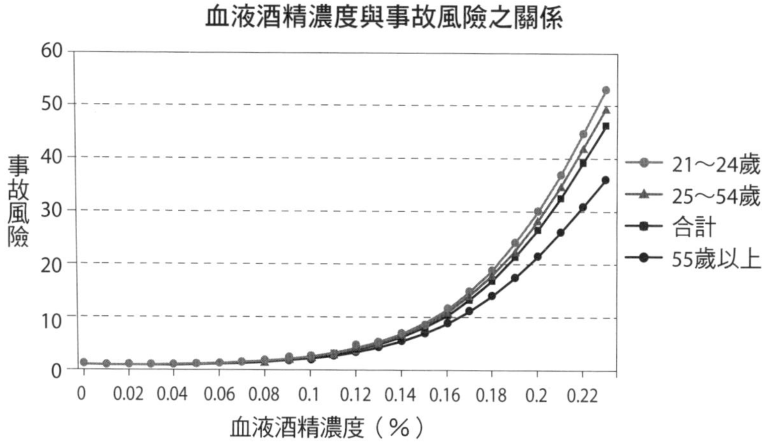

※事故風險是與同年齡區間不喝酒者的相對數值

1996~1998年在美國加利福尼亞州及佛羅里達州兩處所做的調查結果。相對於血液酒精濃度的上升，事故風險指數是呈指數函數式增加。（出處：J Safety Res. 2008;39:311-319.）

像這樣受到酒精影響，當然會導致發生事故的風險增加。參考美國一個「血液酒精濃度與事故風險之關係」的調查，就能很明顯地發現，隨著血液酒精濃度上升，事故風險也會上升*4。「交通事故的風險與血液酒精濃度的上升之間，幾乎呈現指數函數式地增加。」（樋口醫師）

還有，在紐西蘭所做的研究結果，也確認了有相同的傾向。

要花多長時間，酒精才會退？

在瞭解酒精對於駕駛的影響程度後，接下來讓人在意的，是酒精從身體裡退去所需要的時間。

如果有「飲酒後，〇小時內禁止開車」這樣的指標的話，那就再簡單不過了。但是否真的有呢？

「從醫學的角度來說，人體內的酒精分解速度，可以用**一小時四公克**來估算。這是日本酒精關聯問題學會與其他學會，為了預防酒後駕駛所提出來的資料。」（樋口醫師）

以日本酒為例，一合（酒精二〇公克）要分解掉所需要的時間，計算起來為五個小時，若飲用量是兩倍，則要十個小時。以時間上來說，大致可以用等比例來思考。

「酒精的代謝，存在著男女的差異，以及個人的差異。久里濱醫療中心的一項實驗結果可見，男性代謝速度為一小時九公克，而女性為六．五公克左右。代謝快速的男性甚至有一小時可以分解掉一三公克的人。另一方面，也有一小時只能分解三公克的女性。考量到這樣的不規律情況，為了得出一個男女老幼、各式各樣的人都適用的標準，最後決定一小時四公克是適當的數值。」

單純以公地計算，喝三合需要十五個小時分解，喝四合則要二十個小時。換句話說，如果你喝過頭，隔天想駕車事實上是不可行的。

「就像上述所說的，假使喝過了頭，隔天是完全不可以開車的。或許有人會覺得這樣太過嚴格，但希望大家都能用這樣的認知來面對駕駛這件事。另外，也還有報告顯示，就算體內的酒精退掉——也就是歸零以後，對於駕駛水準還是會有影響的。」（樋口醫師）

的確，對此我也曾實際感受過。在喝酒後隔天、酒退了之後的下午開車，感覺比平時駕駛得略差一些。踩剎車的時機點慢了，注意力也比較散漫，好幾次都突然嚇到。從那之後，如果我隔天要開車，就會將前一天當成是自己的肝臟休息日，決定讓自己「只能喝一杯」。

睡眠中酒精的分解會變慢

我們已知酒精的分解速度存在著個人差異。跟據樋口醫師的說法：「我們調查了酒精從體內消失的速度，最快的人與最慢的人，大約有四～五倍左右的差異。」

為何會產生這樣的差異呢？最大的因素，被認為是肝臟的大小與肌肉量。

除此之外，比起醒著的時候，人在睡著時酒精消失的速度也會變慢。相信不少人在飲酒之後，都會以為「睡一會兒就沒問題了吧！」可惜的是，睡眠不會讓酒精的分解加速，反而會使它變慢。

久里濱醫療中心在與札幌醫科大學的共同研究中，確認了飲酒後睡眠，會讓酒精的分解速度變慢這一點。

該研究以二十來歲的男女共計二十四人為對象，讓他們攝取了以體重換算，每一公斤〇．七五公克的酒精（體重六十公斤的人，就是酒精四五公克＝約一公升的啤酒），然後分成睡眠四小時及醒著四小時的兩個實驗組。分別調查他們呼氣中的酒精濃度後發現，睡眠組的呼氣中酒精濃度是清醒組的約兩倍之多。

之所以會出現這種結果，研究認為應該是在睡眠時，負責吸收酒精的腸，以及分解酒精的肝臟，效能都變弱了所致。

「認為飲酒後『睡一會兒就沒問題了』是很危險的。喝酒後，沒有經過足夠的時間，就不該駕駛車輛。」（樋口醫師）

顯然「睡覺可以讓酒退掉」的感覺，僅僅是因為睡了一陣子之後，讓人感覺很舒暢的緣故吧！

前一天的飲酒量多，或是喝完酒的時間較晚，都會讓隔天的駕駛蘊藏著較高的危險。若要駕駛車輛的話，請預留好足夠的休息時間再上路。

THE REGRETTABLE DRINKING

肌力訓練後不該飲酒的理由

立命館大學教授・藤田聰

研究發現，肌肉的合成率會下降三成

近年來，經由各式各樣的研究，人們已經瞭解「肌肉」對於健康的重要性。

隨著年紀增長，肌肉量會逐漸減少。若什麼都沒做，腰腿就會變弱，可能導致日後必須臥床生活。為了盡可能健康地用自己的腳走下去，我們尤其需要鍛鍊下半身，以保持肌力。

此外，我們也已經知道，當肌肉量減少，糖尿病或心臟疾病的風險就會升高。從預防疾病的角度來說，有進行肌力訓練也是比較好的。

現在已是不分男女都開始肌力訓練的時代。肌肉量多，基礎代謝也會變好，就能成為不容易發胖的體質。因此，為了維持體態，利用運動設施勤奮做肌力訓練的女性也開始增加。

近年為了防止新型冠狀病毒的傳播擴大，各地都曾實施外出自主控制，以此為契機，開始在自家做肌力訓練的人變多了。我也不例外地成為其中一分子，我購入了輕量的啞鈴及腹肌滾輪，使盡渾身解數在自家進行肌力訓練。多虧如此，感覺好像總算在腹部上微微地出現了縱向的線條。

不過，「每天都做肌力訓練、也喝了蛋白質飲品，卻沒辦法如預計般地長出肌肉。」我也有從周圍的好酒者們口中聽到這樣的話。

究竟是肌力訓練的方法有誤？還是因為受到了酒的影響呢？這樣說起來，有很多好酒者在訓練之後，都會來杯啤酒或威士忌蘇打享受一下。可以的話，我也會這樣。

我們向立命館大學運動健康科學部的教授「藤田聰」先生，請教了「肌力訓練效果與酒精」之間的關係。請問教授，在做完肌力訓練之後喝酒，是不是不太好呢？

「很遺憾地，**做完肌力訓練之後飲酒，會對肌肉的合成產生壞的影響**，已有研究結果證實了這一點[*5]。附帶一提，即使是在肌力訓練之前喝的，由於體內血液酒精濃度不會急速下降，結果也不會有什麼差別。」（藤田教授）

太震撼了……。沒什麼比運動後的啤酒或威士忌蘇打更美味了，但偏偏肌力訓練跟酒精的契合度這麼差（哭）。

究竟是為何，在做完肌力訓練後喝酒，會對肌肉的合成帶來不好的影響呢？

「進行肌力訓練，會提高合成肌肉的生理作用。此時，做為增進肌肉合成關鍵的**哺乳類雷帕霉素靶蛋白**（mTOR）會在細胞內發揮做用，活化蛋白質的合成作用。要讓mTOR發揮作用，除了肌力訓練以外，攝取蛋白質讓血液中的氨基酸濃度上升，也被認為是有效的做法。不過，若在肌力訓練之後喝酒，會抑制mTOR的作用，據研究顯示，如此將使肌肉的合成率減低三〇%。」（藤田教授）

只要看看藤田教授提供的這份研究結果，就一目瞭然了。澳大利亞RMIT大學進行的一項研究，分別比較了人們訓練之後的三種模式——①只攝取蛋白質；②攝取酒精＋蛋白質；③攝取酒精＋醣類。結果顯示，②酒精＋蛋白質的組合，與①只攝取蛋白質的情況相比，肌肉合成率減少了二四%，而③酒精＋醣類的組合則是減少了三七%。

即使流著汗努力地做了肌力訓練，但之後喝的酒還是會讓健身效果大為降低。這也就是許多人不管做了多少肌力訓練，身體還是沒能練出成績來的原因。

肌力訓練後的酒精攝取及肌蛋白的合成率

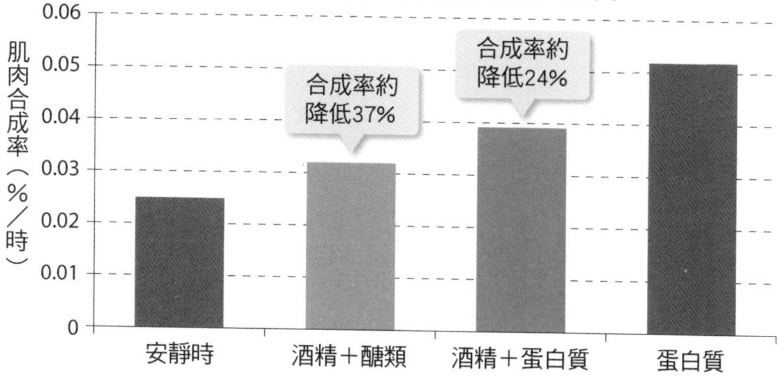

做過肌力訓練後2~8小時的肌蛋白合成率。澳大利亞的RMIT大學，以8位有運動習慣的健康者（平均年齡21.4歲）為對象進行的研究。（出處：PLoS One. 2014 Feb 12;9(2):e88384.）

「一般來說，肌力訓練後攝入酒精所受到的影響，男性會比女性大。因為飲酒之後，男性激素中的睪固酮（Testosterone）分泌會受到抑制。由於睪固酮與肌肉的合成有很深的關聯，所以男性的肌肉合成效率，會因而衰減得更多。」（藤田教授）

雖然一瞬間，我因為聽到「對女性的影響較少」而歡喜了一下，但事實似乎並不是如此。

「這並不是說『女性可以安心喝也無妨』。就算是女性，酒精對肌肉的合成一樣會帶來不好的影響。長期飲用大量的酒精，對於健康會造成損害這一點也依然沒變。請千萬別輕視酒精造成的影響啊！」

間隔足夠時間的話，喝一點點也OK？

話說回來，前述研究有個有點讓人在意的地方——受試者飲用的酒精量有多少？

「在這個研究當中，受試者攝取了體重每一公斤一．五公克的酒精，喝的量頗多，體重為八十公斤的受試者就攝取了一二〇公克的酒精。相當於伏特加六〇毫升四杯的量，怎麼想都不像是日常會飲用的分量。」（藤田教授）

這樣說來，若是飲用量更少的話，還會對肌肉的合成產生影響嗎？還有，結果會不會因為酒的種類不同而有很大的差異呢？

「目前，還沒有資料顯示，喝多少量就不至於有問題。然而，從先前提到的研究結果來推估，**在肌力訓練之後間隔足夠時間的話，喝一～二瓶（三五〇毫升）啤酒影響應該還算不大。**」（藤田教授）

肌肉的合成效率增加最顯著是在肌力訓練做完後，接下來合成效率會越來越降低。先前的研究也是調查訓練二～八小時後的合成效率。因此，如果要說間隔時間足夠、只喝少量的酒，其影響是否就隨之減少的話，從前面看來確實是這樣。

「還有，這跟酒的種類沒什麼關係，問題在於酒精的總攝取量。所以，選擇像是紅酒這種會在用餐同時慢慢飲用的酒，或者低酒精濃度的酒會比較好。重點在於，不要讓血液中的酒精濃度急遽地上升。」（藤田教授）

早上肌力訓練，晚上啤酒一瓶

即使沒有明確的證據，想到「間隔足夠的時間，喝一～二瓶三五〇毫升的啤酒還在容許範圍內。」讓身為喜歡喝酒的肌力訓練愛好者的我，稍微感到鬆了一口氣。

鬆了一口氣之後，我向藤田教授提出了一個個人很在意的問題——教授自己在肌力訓練之後，會喝酒嗎？

「這個問題果然來了啊（笑）。我會在早上做訓練，晚上幾乎每晚都會喝一瓶啤酒（三五〇毫升），在自己家裡的話，就不會再喝更多。如同先前所說的。由於肌力訓練後肌肉的合成高峰大約在一～二小時之後，我這樣已經間隔了足夠的時間。如果是晚上喝

酒，早上做肌肉訓練應該算是有效率的了。」（藤田教授）

晨間肌力訓練！聽起來很不錯呢。透過線上採訪，隔著電腦螢幕也看得出對面的藤田教授結實的體態，很有說服力啊！

說到晚上喝一瓶啤酒，有什麼在飲用方面需要注意的其他事情嗎？

「要注意的是別空腹喝酒。目的是為了讓體內的酒精吸收速度放緩、避免血液酒精濃度急速上升。」（藤田教授）

當血液酒精濃度急速上升時，會醉得難受、失去控制，最終喝得太多。然後隔天變成了宿醉，就可能影響到晨間的肌力訓練。

事不宜遲，我也想試試看晨間肌力訓練。不過還有一點在意的是，不曉得在一天之中有適合做肌力訓練的時段嗎？例如「比起早上做，傍晚時做的效果會更好」之類的？總覺得有點迷惑。

「從肌肉合成的觀點來說，進行肌力訓練的時段並不會在成效上有太大差異。不過，血壓高的人，從早上就開始做激烈的肌力訓練會讓血壓過度升高，很可能提高腦心血管系統的疾病風險，必須要多注意。」（藤田教授）

接著，順便也問問其他肌力訓練的訣竅吧！

「重要的是，要繼續進行，並化為習慣。像我的情況，是每天早上做三十分鐘訓練，肌力訓練跟慢跑各十五分鐘。肌力訓練的部位，會『今天練下半身』、『今天練上半身』這樣每天換著做，比較不容易倦怠。肌力訓練依做法不同，雖然一週做二～三次也能有效果。但這樣可能就會用『明天做就好了吧』這種藉口推拖，所以最好還是要每天都做。」（藤田教授）

最重要的就是「持續」。肌力訓練效果普普通通的人，在重新檢視飲酒量跟肌力訓練時間的同時，也要回顧看看有沒有「把喝酒擺優先，翹掉訓練」的情況。

為何醉醺醺還是回得了家？

曾有過「醉到沒記憶」這種經驗的人應該不少吧？

我就曾在隔天早上，因為猛然想起：「第二攤店裡的錢我付了嗎？」而有點不安，問了一起喝酒的人，聽到對方說：「錢付過了，而且你那時講話很正常啊！」我才放下了心來。像這樣的經驗，我已經不只一、兩次了。

話說回來，我儘管想不起自己說過了些什麼話，但卻能好好地回到家裡——這又是為何呢？醉酒者那些特有的、各式各樣的奇特行為，又各有什麼原因呢？

在腦部裡，存在著能夠擋下有害物質的「血腦障壁」（Blood-Brain Barrier,BBB）。由於酒精能夠大剌剌地通過這個關卡，讓腦部機能產生暫時性的麻痺，所以會引起各種奇奇怪怪的行動。

人還沒醉的時候，大腦的額葉會讓人保有理性的行動。然而，進入微醺狀態時，額葉的控制機能會降低，於是平常不會說的別人的壞話、秘密或是自誇言詞等等，都會脫口而出。

若再醉得更厲害，小腦便會麻痺，這時你將變得步履蹣跚、話都說不清楚，沒法控制好「用手指滑手機」等細緻動作。小腦是掌管平衡感、細緻動作、感知情報等的部位，當此處的機能低落時，不論是誰，都會一看都知道是喝醉了。

若酒精影響到了腦部的海馬迴，人就會無法記憶、同樣的事情一次又一次地說個不停。由於海馬迴扮演著留存短期記憶，並轉變為長期記憶的角色。所以當海馬迴的機能低落，就會讓人記不住新的事情、同樣的話一說再說，或者忘了付錢等等。

然而，即便處於這樣的狀態，我們還是能好好地回到自己家裡——這都是託長期記憶的福。長期記憶是能長時間留在腦內的記憶。回家的路怎麼走，經由每天重複通行在同條路上，漸漸就固化成了長期記憶，所以即便喝醉了，也很容易能夠取得這條記憶。人可以在幾乎沒有意識的狀態下回到家裡，就是這個緣故。

而旅行或出差時，醉倒後回不了住宿處，也是同樣的原理——因為這條路徑還沒有變成長期記憶定著在腦海裡。

第
3
章

酒會讓癌症的風險提升多少？

RISK OF CANCER

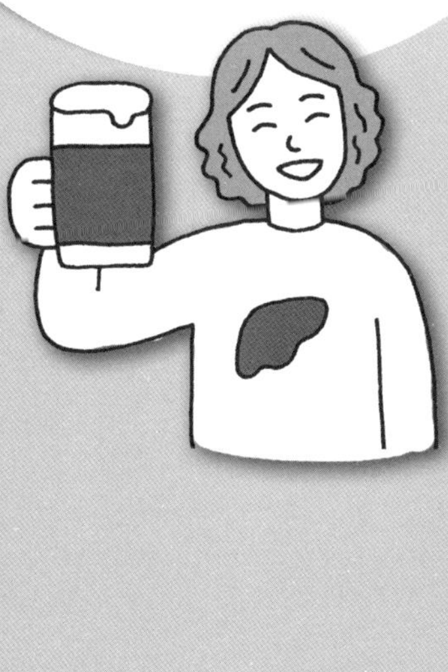

RISK OF CANCER

一天喝一合，癌症的風險有多高？

獨協醫科大學醫學院副教授．財津將嘉

「適度」喝，一樣會增加癌症的風險

位居日本人死因第一位的，是「**癌症**」。任誰都不想被癌症給纏身，不知道為了避免癌症，是否有比較理想的飲酒方式呢？

我們很容易想見，飲酒過度會讓罹癌的風險升高。由於要分解大量酒精，肝臟被嚴酷地使用，罹患肝癌的風險便提高。另外，也有說法表示罹患食道癌、大腸癌及乳癌等疾病的風險，也會因飲酒而增加。

更讓人在意的是，即便是「**適量**」喝酒，罹癌的風險也依然會增加。近年來，已有人指出少量飲酒也會對身體產生不好的影響。若真的如此，那即便是「適量」的飲酒，長時間持續下來，罹癌的風險也會升高吧？此風險若是升高，又會升到何等程度呢？

二〇一九年十二月，東京大學發表了一篇，以日本人為對象評估「低～中等程度飲酒對癌症的影響」的論文[*1]。對此，我們請教了論文發表者之一，獨協醫科大學醫學部公眾衛生學講座副教授「財津將嘉」先生（論文發表當時為東京大學研究所醫學系研究科公眾衛生學講師）。

副教授，想先請教為什麼會進行這樣的研究呢？

「二〇一八年發表在《刺胳針》上的論文[*2]中，暗示了少量飲酒的危險性。《刺胳針》的研究對象遍於一百九十五國（及地區），當然會因為人種而有體質差異，再加上醫療環境與社會背景等也都有所不同。因此，我們從『若以體質與社會背景都相近的日本人為研究對象，來看少量飲酒的風險又會如何？』的角度出發，展開了我們的研究。」（財津副教授）

原來如此。即使同為人類，外國人跟日本人的體質還是有所差異。眾所皆知，在日本人當中，對酒精分解能力較低的人，比歐美人來得多。而且，日本人最大的死因是癌症，究竟飲用多少酒會讓罹癌風險提升？不僅好酒者，相信這是所有人都會在意的。

財津副教授他們運用了全日本三十三個勞動災害醫院的患者病歷資料庫，將「新罹癌患者」的六萬三千二百三十二個病例，與「未罹癌患者」的六萬三千二百三十二個病例進行比較，做出了推估低～中程度飲酒之於罹癌風險的「病例對照研究」。並依年齡、性別、診斷年分、診斷醫院等進行排列比較。

當研究對象的平均年齡是六十九歲時，男性占六五％、女性為三五％。這些人在入院當時，也調查了一天的平均酒量及至今為止的飲酒期間（年數）。財津副教授說：「把這個飲酒期間做為分析對象加入研究當中，是這份論文的重點之一。」

的確，有了「飲酒期間」這項要素，就能看出「至今為止一直持續飲用平常的飲酒量，會如何？」對於好酒者來說，應該會很在意這一點吧。

這項研究以純酒精二三公克（相當於日本酒一合）為一個單位，然後把一日的平均飲酒量（單位）與飲酒期間（年數）相乘，將此得出的數字定義為「飲酒指數」（Drink-year）。

舉例來說，一天喝日本酒一合、如此持續了十年，飲酒指數就是「10 Drink-year」；一天喝日本酒二合並持續十年，飲酒指數就是「20 Drink-year」，而如此持續了二十年的話，飲酒指數就是「40 Drink-year」。

風險的增加，乍看之下似乎不多……

接下來，就要進入主題了。首先來請教一下研究的結果吧，少量飲酒對於罹癌的風險有多少影響呢？

「在以日本人為調查對象的本研究裡，明白地顯示出，即便是少量～中等程度的飲酒，也會讓罹癌的風險上升。不飲酒的人的罹癌風險是最低的，飲酒者的整體癌症罹患風險，在低～中等程度的飲酒狀況下，會隨著飲酒量增加而上升。」（財津副教授）

而且結果顯示，若一天喝純酒精二三公克的飲酒狀態持續十年（10 Drink-year），與完全不喝酒的人相比，某些癌症的罹患風險會增加**一．〇五倍**。

十年增加成一．〇五倍……。

一天飲用純酒精二三公克，這與厚生勞動省制定的「適量」——一天二〇公克是相當接近的。也就是說，即使是不傷健康地「適量」飲酒，還是會讓罹患某些癌症的風險

累積飲酒量與整體癌症的罹患風險之關係

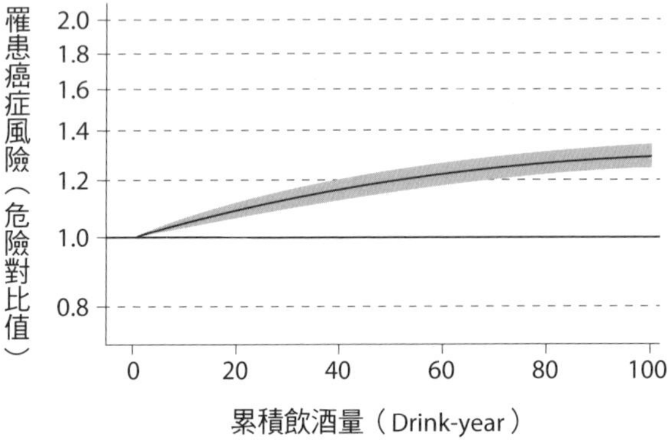

橫軸是以每日平均飲酒量（以純酒精23公克為1單位）× 飲酒期間（年數）得出的數值。縱軸是與不喝酒的人比較某種癌症的罹患風險。（出處：Cancer. 2020; 126(5):1031-40.）

確實地上升。

但是，對於一．〇五倍這個數值，應該怎麼來判讀才好呢？

所謂的一．〇五倍，其實也就是風險增加五％的意思。雖然說風險確實增加了，但感覺光看數字，又說不上是有多大的風險。應該有些人會覺得「比想像中要低」吧？

「的確，光看數值的話，可能會覺得不過這種程度而已。但這項研究所導出的一．〇五倍這個結果，是以『持續十年每天攝取純酒精二三公克』所計算得出的。若飲酒量增加為二、三倍，就會得到在比十年更短的年數裡，罹癌風險就升高的結果了。另外，這是持續十年間飲酒案例的數值，若持續飲

酒二十年、三十年，風險還會再隨之更高。這絕對不是可以輕忽的數值。」（財津副教授）

飲酒量增加或飲酒期間變長導致累積飲酒量（Drink-year）數值增大時，風險就會如圖上的曲線大幅增加。

舉例來說，五十歲左右的人，從約二十歲時開始飲酒的話，飲酒期間就是三十年。若其每天平均喝日本酒二合（＝二單位），飲酒指數就是60 Drink-year，可以看出罹癌的風險將會增加到約一．二倍（＝增加二〇％）。

三十年的飲酒歲月會增加二〇％的罹癌風險，正如財津副教授所說，這絕對不是可以視而不見的情況。

積沙成塔，酒也是如此。即使只是少量，但日積月累下來，罹癌的風險也將確實地逐步升高。

RISK OF CANCER

容易受到飲酒影響的是哪個部位的癌症？

獨協醫科大學醫學院副教授・財津將嘉

風險上升最多的是「酒通過的路徑」

現在是日本人每兩人中就有一人罹患**「癌症」**的時代了。我們每天享用的酒，也是讓罹癌風險升高的因素之一。

二〇一九年底在東京大學發表的論文[*1]中，提出了日本人即便只是少量飲酒，也會升高罹癌風險的論述。依據這篇論文的發表者的其中一位、獨協醫科大學醫學部公眾衛生學講座副教授「財津將嘉」先生所言，每天飲用日本酒一合（純酒精二三公克）持續十年期間的話（10 Drink-year），與完全不喝酒的人相比，罹患某些癌症的風險會增加為一・〇五倍。

或許有人會覺得，一・〇五倍好像風險也沒有增加太多，但這只不過是每天飲用一合酒持續十年所得出的數值，若飲酒期間持續二十年、三十年，風險還會再增加。舉例來說，若每天飲用約二合的酒，持續三十年，這項風險就會提升到一．二倍以上了，絕對不是可以無視的數值。

而且，雖然簡單地以癌症稱之，但可別忘了其實是有肺癌、胃癌、肝癌等等、發生在各種部位的癌症。即便是門外漢，也可以想見有些部位比較容易受到飲酒的影響，而有些部位則不容易受影響。究竟飲酒會讓哪些部位的癌症發生風險比較高呢？再來請教財津副教授吧！

副教授，若以部位來區分，發生風險高的是哪些部位的癌症呢？

「風險最高的是『**食道癌**』，其風險約為不飲酒者的一．四五倍（10 Drink-year的情況），另外『**唇癌、口腔癌、口咽癌**』也出現了一．一〇倍的數據（口咽是指口腔及食道間的器官）。過去我們就認為會因飲酒而增高罹癌風險的，是食道以上的器官，也就是會成為『酒的通道』的部位。從這次的實驗結果，也看出有這樣的傾向。」（財津副教授）

另外，連接著氣管與口咽的「**喉頭**」部位，風險也高達一．二一倍。

各部位的癌症罹患風險（10 drink-year的情況）

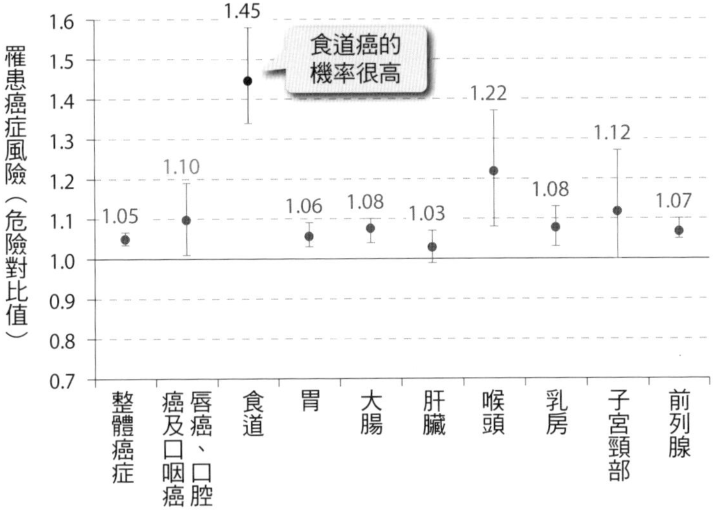

縱軸是與不喝酒的人相比較的罹癌風險（危險對比值）。這是每天飲用酒精一單位（相當於日本酒一合）並持續10年（10 Drink-year）的罹癌風險。

補充一下，上述提到的這些風險，都是來自每天平均飲用日本酒一合（折合純酒精為二三公克），持續十年期間（10 Drink-year）的資料。若飲酒期間拉長或飲酒量增加，幾乎所有部位的罹癌風險都會確實地上升。最為顯著的就是食道癌的情況，一天一合持續飲酒十年（10 Drink-year）是一．四五倍的風險；但若一天飲用二合持續三十年（60 Drink-year），風險就會超過四倍。

原來如此，酒從口喝下，一直行經到胃的途徑，受到飲酒的影響很大。其中特別顯著的就是食道癌了。

說到食道癌，我有位重度飲酒的友人因食道癌而離世，讓我感到很在意。關於食道癌與飲酒之間的關係，在一份以日本國內四十~六十九歲男性約四萬五千人進行的多目的性世代研究中，也可以明顯看出——有飲酒習慣的人，比起不喝酒的人，食道癌的風險要來得更高*3。

另外，**胃癌**（一．〇六倍）、**大腸癌**（一．〇八倍）等，比起整體癌症來說，風險也要高一些。

以身為女性的我來說，**乳癌**的風險一．〇八倍也是令人在意的。除此之外，**子宮頸癌**（一．一二倍）、**前列腺癌**（一．〇七倍）等風險也都增加了。

問題在於「酒的總量」，而非「種類」

現在我們已經知道，即便是少量飲酒也會讓罹癌的風險上升。那至少，有沒有盡可能不讓罹癌風險上升的飲酒方式呢？

副教授，為了盡量不讓罹癌風險增加，改變飲用酒的種類，如：釀造酒或蒸餾酒，這樣的方法有用嗎？

在我們這樣詢問之後，財津副教授肯定地說：「最應該注意的是**『酒的總量』**。比起酒的種類什麼的，酒量才是關鍵。」。

「目前我們已知，酒精這種東西本身就有致癌性，而代謝酒精的副產物乙醛也是致癌的原因之一。在日本人當中，有遺傳性乙醛分解能力低下的人數量相當多，這些人即使只飲用少量酒精，也容易受到影響。以這一點來說，一個人從開始飲酒的年數算起，至今為止喝了多少的酒精、暴露於如何高程度的風險當中，都是很關鍵的因素。」（財津副教授）

稍微想像了一下，結果除了減少飲酒量，還是別無他法了吧？

財津副教授看著失望的我，體貼地這樣告訴我：「本研究雖然做出了『即使少量飲酒，也會產生罹癌風險。不喝酒是最好的方法』這個結論，但實際上，要求喜歡喝酒的人完全不喝酒，是很難做得到的吧！不過，比起不知道的情況，知道這個研究結果之後，不也會因此對於酒產生不同的意識嗎？把一天喝一合的『適量』當成目標，來減少

飲酒量是比較好的。請注意飲酒總量，並把『喝得比目前的量更少一些』當成目標吧！」（財津副教授）

財津副教授對我們說「希望能重新檢視喝酒的習慣」。的確，有許多好酒的人，並不是總想要喝酒，而是喝酒已經變成了他們的「習慣」。一到傍晚，就理所當然地拉開啤酒罐的拉環；洗完澡後以酒代水喝起Chu-hai；工作完的回家路上就順路到便利商店買些酒……。

「應該先從改變這樣的『飲酒習慣』做起。一開始每週只要一天就好，設定出一個讓肝臟休息的日子。接下來請想想『一輩子能喝多少酒都是注定好的』這件事。把肝臟休息日當成『不喝酒日的儲蓄』，一邊考量如何才能延長自己的『飲酒壽命』吧！」財津副教授給出了這樣的提案。

當然，如果在肝臟休息日隔天又喝了加倍量的酒，那就前功盡棄了。

財津副教授說：「也請避免把酒當成發洩壓力的工具，或是做為助眠之用而在睡前飲酒。」

我們也請教財津副教授自己會留意的飲酒重點，得到了以下答案：「喝酒的同時也一起喝水。這樣能夠抑制血液酒精濃度的急遽上升，並能有效防止酒精造成的脫水狀態，很推薦。不一口氣喝完而是慢慢地喝酒，以及不光喝酒、同時也吃點食物等等，這些都是很建議採用的做法」。

為什麼酒會增加大腸癌的風險？

RISK OF CANCER

神戶學院大學副教授・大平英夫

酒精應該不會到達大腸吧……

每天喝日本酒一合——就算是這種程度的飲酒，也會讓罹癌的風險上升。

二〇一九年末在東京大學發表的論文*1，提出了日本人即使只飲用少量的酒，也會導致罹癌風險上升的可能性。以部位別來看，風險特別高的有「食道癌」、「唇癌、口腔癌及口咽癌」、「喉癌」等，這些都是酒精會經過的部位。

此外，還有一個令人在意的部位，那就是**「大腸癌」**。事實上，根據最新的統計資料，在剛被診斷出罹癌的這個「發生人數」中，大腸癌是男女合計的第一位*4。此外，日本因大腸癌過世的人也增加了，這個數字每年超過五萬人，也上升到男女合計的第二位。[1]

因為飲酒會讓風險增高，大腸癌也是好酒者必須要加以注意的癌症。為此，我們請教了對大腸很瞭解的神戶學院大學營養學部副教授「大平英夫」先生。

請問副教授，究竟為什麼飲酒會變成導致大腸癌的原因呢？

「酒精會導致大腸癌的機制，目前還沒能正確地掌握。明明**酒精是由胃及小腸所吸收，幾乎不會到達大腸**。但它卻能讓罹患大腸癌的風險增高，這不是很不可思議嗎？」

確實如此啊。喝酒之後，酒精有五％左右會被胃吸收，而剩下的約九五％由腸吸收。那又究竟為何，酒精會是導致大腸癌的原因呢？

「從實驗數據可以得知，酒精進入體內直到代謝完之前，會藉由血液跑遍全身。換言之，透過毛細血管等路徑，酒精也會到達大腸。可以說，飲酒之所以會使大腸癌罹患風險增高，就是因為如此。」（大平副教授）

原來啊，這樣一來，就能夠說明為什麼乳癌等其他癌症的風險也會增加了。

「酒精最終會被肝臟或肌肉給代謝掉，而在這個過程中，會產生『氧化壓力』（Oxidative Stress）。從我們研究團隊在老鼠身上進行的實驗結果可以看出，隨著酒精量增加，尤其長期攝入之下，這種氧化壓力會給腸道帶來不良的影響*5。長期過度地攝取酒精，會導致氧化壓力持續存在，使得腸道環境的平衡崩潰，如此說法是可以成立的。」（大平副教授）

酒喝過頭，腸內環境會有很大變化

氧化壓力不僅跟癌症有關，也會讓體內的老化加速進行，甚至可能跟阿茲海默症有關，可以說相當地麻煩。

我們從「飲酒導致的氧化壓力對腸道環境造成之影響」這個研究實驗中，得知了另外一件事情——

「跟我進行共同研究的東北大學『中山亨』教授的研究團隊，調查了酒精成癮患者

1 編註：據台灣衛服部資料，大腸癌位居癌症發生率及死亡率第二位及第三位。二〇二〇年的死亡人數已增至六千四百八十九人。

的糞便*6。調查後發現，酒精成癮患者的腸道環境裡，瘤胃球菌屬（Ruminococcus）及雙岐桿菌屬（Bifidobacterium）等專性厭氧菌（接觸到氧氣就會死亡的細菌，人體腸內的菌有九九%以上都是這種），與健康的人相比，明顯地要少很多。換言之，長期持續過度地飲酒，會大大地改變腸內細菌的平衡狀態。」（大平副教授）

酒精帶來的氧化壓力，對專性厭氧菌造成的影響可見一斑。而在最近的研究中也發現，腸內細菌的平衡與代謝症候群或生活習慣病、失智症等可能都有關聯。即便還不到酒精成癮的程度，但長期過度飲酒的情況下，很可能對腸內細菌造成不好的影響。

為了腸道環境，除了不要過度飲酒之外，在飲食方面，大平副教授也叮嚀：「建議可以選用傳統的日式食物。均衡攝取糙米、青菜、菇類、水果等，並用魚肉來代替肉類。配菜部分，像是醋漬群帶菜、豆腐或毛豆等都很不錯。請避開脂肪含量多的飲食內容。」請各位務必試試看。

RISK OF CANCER

從十六萬人資料判斷出的日本人乳癌風險

愛知縣癌症中心．松尾惠太郎

女性也會因飲酒而增加乳癌的風險

前些日子，我參加了地方機關舉辦的乳癌篩檢。接受觸診時，由於醫生在觸碰右側胸部時做出了「咦？」的懷疑表情，導致我在乳房攝影結果出來之前，都擔心得無法平靜下來。

結果雖然毫無異常，我也因此鬆了口氣，但每次接受乳癌篩檢真的都很緊張。這是因為，**飲酒會導致罹患乳癌的風險上升**的緣故。

不過，目前有關飲酒與乳癌關係的研究，多半都是以歐美女性為對象所做的。而歐美女性與日本等亞洲女性之間，不論是飲酒習慣或體質，都有著差異的存在。

就這一點，愛知縣的癌症中心等單位，發表了一份以大約十六萬日本女性為對象，進行的大規模研究*7。根據這份成果資料，可以看出日本女性乳癌罹患風險的增加，與停經前的飲酒頻率及每天平均的飲酒量是有關聯的。

這可不是件小事情，得進一步問個詳細才行。因此，我們請教了愛知縣癌症中心的癌症預防研究領域主持人「松尾惠太郎」老師。

老師，這份以十六萬位日本女性為對象所做出的研究，是基於什麼樣的背景而展開的呢？

「至今為止，包含日本人在內，以亞洲人為對象所做的『乳癌與飲酒之關係』的相關研究並不充足。為此，以愛知縣癌症中心、國立癌症研究中心多目的世代研究、文部科學省的 JACC STUDY 等為首，共同整合了八項世代研究、並進行分析。我們在對 BMI[2]、初經年齡、是否使用女性賀爾蒙藥劑、是否曾生產過等條件進行補正後，區分為停經前及停經後的群組，就乳癌與飲酒頻率及飲酒量的關聯性等進行了調查。」（松尾老師）

世代研究是分析流行病學裡的一種手段，會對擁有特定因素的群組及未擁有特定因素的群組，進行一定期間追蹤，並藉由比較兩個群組的疾病罹患率，來進行疾病原因的調查。

該實驗將一天的飲酒量，以純酒精來換算之後，分成「完全不喝（〇公克）」、「一一・五公克以下」、「一一・五～二三公克以下」、「二三公克」。至於飲酒頻率則分成「現在不喝（包含過去有飲酒經驗者）」、「每週一天以內」、「每週約一～四天」、「每週五天以上」等，各分成四個次群組來做調查。

究竟做出來的結果如何呢……？

「對大約十六萬人平均花費十四年調查的結果，其中有二千二百零八人罹患了乳癌。這二千二百零八人當中，停經前罹患的有二百三十五人，一千九百三十四人則是在停經後罹患。經分析後首先得知的是，對於停經前的女性，飲酒頻率越高，乳癌的罹患率也就越高。若將罹患風險與完全不喝的人相比，**每週飲酒五天以上的人為一・三七倍**。至於飲酒量，**一天飲用二三公克以上的人，則得出了一・七四倍的高數值**。」（松

2 註：身體質量指數。體重（公斤）÷｛身高（公尺）×身高（公尺）｝。

尾老師）

如實驗所示，停經前的日本女性中，飲酒頻率越高、飲酒量越多的人，罹患乳癌的風險就明顯地增加。

那麼，停經後的情況又是如何呢？

「另一方面，以同樣條件觀察停經後群體的乳癌與飲酒之關係後，會發現每週喝五天以上的人是一・一一倍，每天喝二三公克以上的人是一・一八倍，並非有明顯地上升，在統計上無法認定有著顯著關係。」（松尾老師）

飲酒讓雌激素增加的機制尚不明朗

以純酒精二三公克來說，換算日本酒大約是一合……。對於能喝的人而言，這大概只是「餐前酒」等級的量。然而即使是這樣的量，假使每天都喝，罹患乳癌的風險也會增加一・七四倍（停經前的情況）。

雖然我認為肝臟休息日每週排兩天應該就很足夠了（自己認為的），但卻也因此變得有些不安，覺得「是不是再增加肝臟休息日會比較好呢……」。

如今另一個令人在意的點，其實就是「為什麼飲酒會導致罹患乳癌的風險上升？」這件事情。

「目前已知，飲酒會導致以**雌激素**（Estrogen）為主的女性賀爾蒙量增加。乳癌與雌激素間有著密切關聯，目前認為暴露於雌激素的期間越長，或是雌激素的量越多，乳癌的罹患率就越高。這是因為雌激素會與乳癌細胞中的雌激素受體結合，促進癌細胞增生。」（松尾老師）

飲酒如何導致雌激素的量增加，此機制目前還未理解得很明確。不過，我們已經知道合成雌激素所需的芳香環酶（Aromatase）這種酵素，會因為酒精而活性化。或許可以解釋為，因為飲酒導致芳香環酶活性化，而讓雌激素的分泌量增加了。

真令人驚訝，沒想到雌激素竟會因為飲酒而增加。如果只看「雌激素增加」這件事，會讓人想起能在美肌、美髮、美容等各方面帶來的好處，但一想到與乳癌的關聯，又實在高興不起來了。

根據松尾老師所說，現今日本的乳癌罹患率之所以會比過往要來得更高，與「初經年齡下降」，以及「隨著女性進入社會，沒有孩子的人也增加了」這些社會背景都有所關聯。

若初經年齡下降，表示女性一生暴露在雌激素中的期間變長了。另一方面，由於生產後雌激素的分泌會暫時受到抑制，所以若生產的次數越多，罹患乳癌的風險也會跟著下降。

另外還有個讓人在意的點是——「停經後飲酒與乳癌間的風險，看不出有顯著關係」這件事，是為什麼呢？

「關於日本女性停經之後，飲酒與乳癌罹患風險間無顯著關係的理由，其中一點是**『肥胖的比例』**。女性停經之後，雌激素便不再由卵巢分泌，而主要是由皮下脂肪來合成。相較於歐美人，日本人肥胖的比例較少，而由於**皮下脂肪**製造的雌激素原本就少的關係，飲酒導致的雌激素增加量也會很少，因此對於乳癌的影響就受到了抑制。」（松尾老師）

雖然說中年以後胖一點可以讓皺紋不那麼明顯，這看似是個很好的理由，但凡事還是有點限度才好。松尾老師便表示：「用來表示肥胖程度的BMI值，若達到二五以上，罹患乳癌的風險也會上升。」

這次的研究結果讓我沉痛地感覺到，為了控管未來的乳癌風險，除了飲酒量跟飲酒頻率之外，還要考慮控制體重的問題才行啊！

降低乳癌風險的飲酒方式及下酒菜

愛知縣癌症中心·松尾惠太郎

相較之下，乳癌是年輕時易患的癌

停經前的女性，飲酒頻率或飲酒量越是增加，乳癌的罹患風險就越大。從愛知縣癌症中心等單位所公布的，以約十六萬日本女性為對象所進行的大規模研究之分析結果，可以得出這樣的結論。

愛知縣癌症中心癌症預防研究領域的主持人「松尾惠太郎」老師說：「一般來說，癌症多數是年紀變大以後罹患率會比較高，但相較之下，乳癌卻是年輕時罹患率比較高的癌症。」

根據全國癌症登錄罹患資料，日本乳癌的年齡別發生率（二〇一八年），如圖表中的曲線所示*8。

在日本，平均過了五十歲就停經的人很多，這前

日本乳癌年齡別發生率（2018年）

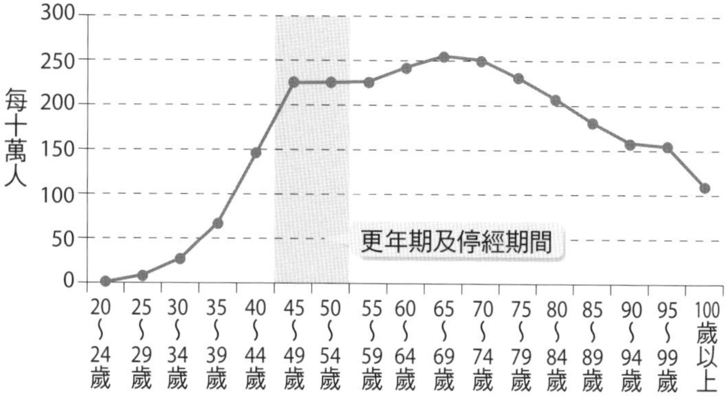

（出處：全国がん登録罹患データ）

後合計十年，代表四十五～五十五歲左右是更年期。然而觀察這份乳癌發生率曲線會發現，從停經前的四十歲以後，數值就突然上升了。[3]

女性特有的乳癌果然很可怕啊，如果可以的話，真的不想患上。但是身為好酒人士，即使知道有這樣的結果，也沒有辦法完全不喝酒……。那麼，就讓我們從「預防乳癌」的觀點，來請教相關的飲酒方式吧！

「因為我也能理解喜歡喝酒的人的心情，所以我不會說『請別喝酒了』。以停經前女性的情形來說，研究結果顯示，與完全不喝酒的人相

3 編註：據衛服部資料，台灣乳癌好發年齡約在四十五～六十四歲之間，以四十五～四十九歲發生率最高，其次為五十～六十四歲。

比，每週飲酒五天以上的人，罹患乳癌的風險會升高到一．三七倍；飲酒量達每天二三公克（換算為純酒精）以上的人，風險則是一．七四倍。能在這樣的前提下，抱持著『酒會成為乳癌風險』的意識來飲酒，是很重要的。」（松尾老師）

具體來說應該抱持著什麼樣的意識呢？松尾老師表示：「在量或頻率之中，選出其中一項妥協退讓，進行自我控制吧！」

關於量的部分，由於「每天飲用二三公克以上的人，風險是一．七四倍」，所以標準就是抑制到比這個量更少一些。根據厚生勞動省公布的「飲酒指引」，有節制的適度飲酒是「每天平均約二〇公克」，女性的話應該要以此的二分之一或三分之一，做為適當的標準[*9]。至於覺得「不行！還想再多喝點」的人，就請在飲酒頻率上做出妥協吧！若能在每週設定一個肝臟休息日，那麼即使有一天飲酒超過二〇公克，也沒什麼關係。不過即便是這樣的情況，也希望你能把每週的量控制在一五〇公克左右。

以這次的採訪為契機，我已經能夠盡量正確地掌握自己的飲用量了。日本酒的部分，就使用剛剛好可以裝滿一合的杯子來喝——若用目測分量，難免會藉著醉意想說「再喝一點應該沒關係吧」，而放自己過關。啤酒的話，則是一天喝一大罐。

關於飲酒頻率的部分，我試著做出「只有週末可以喝」的自訂規則，肝臟休息日則設定為「一週五天」，平日我會以無酒精啤酒來代替。雖然一開始會覺得不太夠，但第三天過後就開始習慣了。

週末時，我會先用無酒精啤酒潤喉之後才開始喝酒，我發現這樣自己就不會喝得太多。週末兩天的飲酒總量，換算成日本酒差不多是容量為四合裝的一瓶。從一整週的角度來考量，要說「適量」應該也還過得去吧？

「黃豆」有降低乳癌風險的效果！

在掌握了對酒量與飲酒頻率的意識後，接下來想知道的就是下酒菜了。是否有經證實能「降低乳癌風險」的食物呢？

「有喔，那就是**大豆**。日本國立癌症研究中心的『癌症的風險．預防要素 評價一覽』裡，將大豆評價為目前食品當中唯一『有可能（降低風險）』的食物。*10」（松尾老師）

說到大豆的話，諸如：毛豆、納豆、豆腐、油豆腐、豆芽菜等等，都是最適合拿來當做酒伴（下酒菜）的食品了。而且熱量低、蛋白質多，對避免肥胖來說，也是很值得期待。

不過說起大豆，其中也很讓人在意的是大豆裡含有的一種多酚，**異黃酮**（Isoflavones）。異黃酮被認為能發揮與雌激素這種女性賀爾蒙類似的作用。而關於乳癌，我們已經知道「暴露於雌激素的期間越長，或雌激素的量越多，乳癌發生率就會越高」。這樣異黃酮會不會也造成風險呢？

「與雌激素有著相似作用的異黃酮，其化學構造也跟雌激素極為相似。當異黃酮跟體內存在的賀爾蒙接收器『女性賀爾蒙受體』結合，就可以阻止雌激素與該受體結合。這樣一來，便能抑制雌激素的作用，延緩乳癌的發生或進展。特別是停經前的女性，女性賀爾蒙的分泌變化波動大，最好能夠積極地攝取含有異黃酮的食品。」（松尾老師）

喔！對於愛喝酒的女性來說，這真是救世主般的存在啊！說到異黃酮，市面上有著補充錠劑產品，好像能夠加以活用。老師，您覺得呢？

「補充錠劑這種產品，請當成補助就好。雖不是要否定補充錠劑，但若覺得對身體好就攝取一大堆，可不是好事。如果是從食品中攝取，再怎麼樣都不容易過量，但換成補充錠劑就有過量的可能。跟喝酒一樣，請意識到適量這件事情吧！」（松尾老師）

原來如此，看來再怎麼對身體有好處的東西，也不是「多多益善」啊。

附帶一提，最近有一種補充錠劑，是以大豆異黃酮內含之大豆苷元，經由腸內細菌代謝後產出的「雌馬酚」（Equol）所製成的。松尾老師說，這種錠劑也請跟異黃酮的錠劑一樣，「考慮當作補充品」比較適合。例如在很難獲取大豆製作的食品時，配合生活型態來妥善運用。

說回到下酒菜，跟毛豆同樣容易準備的「起司」也很常出現。我曾經在某些週刊或網路文章上，看到過「起司等乳製品，會增加乳癌罹患風險」這樣的資訊。實際情況究竟是如何呢？

「在先前提到的國立癌症研究中心的『癌症的風險．預防要素 評價一覽』中，對於牛奶、乳製品的評價是『資料不充足』。我想這是因為日本人每年攝取的乳製品數量要比歐美人少很多，所以才出現這樣的評價。若是偶爾當做下酒菜吃個一、兩片起司的程度，不用那麼神經質也沒關係的。」（松尾老師）

停經後還要注意「肥胖」

在下酒菜方面還要另外注意的一點是，別因此而造成**肥胖**。肥胖對於停經前的女性來說，就乳癌的風險上升評價是「有可能性」（BMI值三〇以上），而停經後的評價則是「確定」會讓風險上升*10。

首先要注意別攝取過多油炸物之類的高熱量下酒菜，有些人喝酒最後會來上一碗拉麵做為句點，也請忍著盡可能不要。若能配合進行「有可能」讓風險降低的運動、心裡做好節制的準備會更好。

對正在治療生理不順或更年期問題，而有服用某些**口服避孕藥**、進行**女性賀爾蒙補充治療**的人來說，知道「乳癌跟雌激素有很深的關聯」後，應該會很在意吧。老師，關於這一點究竟如何呢？

「說真的，沒有辦法說是毫無風險。有所得也會有所失。然而如今的藥物跟初期開發出來的時候已不同，現在使用的藥物除了雌激素之外，還含有黃體素，所以雌激素的量相對減少，風險也因此降低。關於這些口服避孕藥，請跟飲酒一樣，要帶著『風險並非不存在』這種想法來服用，並且定期地接受乳癌篩檢才是。」（松尾老師）

我自己因為早發性更年期的治療，已經服用了口服避孕藥及更年期的治療藥物，到目前為止，並沒有什麼副作用。我就這樣一邊承擔著賀爾蒙製劑的風險，邊改善著更年期的累人症狀，並透過接受每年一次的乳癌篩檢，來讓自己安心。

「在各式各樣的癌症裡，乳癌是早期發現就能減少致死可能的類型。發現得越早，手術治療所需切除的部位也越能控制在最小限度內。乳癌的罹患風險從四十歲起便快速增高，此後一直維持在很高的狀態。換句話說，四十歲以後不論幾歲，都要考慮到罹患乳癌的風險，定期接受篩檢才是聰明的做法。」正如松尾醫師所說的，定期接受篩檢，才是能夠早期發現的方法。

靠這些飲酒以外的習慣，降低罹癌風險

國立癌症研究中心就日本人的癌症與生活習慣間的因果關係進行了評量，並公開在「癌症的風險・預防要素 評價一覽」*10這個網站上。

在這份評價裡，癌症的風險依據「資料不充足」↓「有可能」↓「幾乎確定」↓「確定」的順序列出，做為科學上依據，其可信度是很高的。

在這份評價中，「飲酒」所導致的風險上升標為「確定」的，除了「整體癌症」以外，還有「食道」、「肝臟」及「大腸」。其他的，如「乳房」則是「有可能」。

另外，讓最多部位罹癌風險上升的是「抽菸」。除了「整體癌症」以外，「肺臟」、「肝臟」、「胃」、「大腸」、「食道」、「胰臟」、「子宮頸部」、「頭頸部」、「膀胱」都是「確定」。

「肥胖」也會帶來癌症的風險。「肝臟」及「停經後的乳癌」因為肥胖導致風險增加是「確定」的，而「大腸」則是「幾乎確定」。

這份資料對於癌症風險降低的部分也有做出評價。

癌症的種類與風險

	全部位	肺	肝臟	胃	大腸			乳房	食道	脾臟
						結腸	直腸			
抽菸	確定	確定	確定	確定	確定			有可能	確定	確定
二手菸	–	確定	–	–	–			有可能	–	–
飲酒	確定	–	確定	-	確定			有可能	確定	–
肥胖	有可能	–	確定	–	幾乎確定			[停經前] 有可能 [停經後] 確定	–	[男] 有可能 [女] –
運動	–	–			幾乎確定↓	幾乎確定↓	–	有可能↓		

日本國立癌症研究中心統整的「癌症的風險・預防要素 評價一覽」（がんのリスク・予防要因 評価一覧）。「–」表示資料不充足。

例如，「運動」對「大腸癌」的風險降低是「幾乎確定」，對「乳房」的部分則是「有可能」。或許持續做麻煩的運動，對於癌症有預防效果也不一定。

就像這樣，因為生活習慣的緣故，癌症的風險可能會上升，也可能下降。若想要長久保持健康並能夠愉快飲酒，有吸菸的人就戒菸、過重者就改善肥胖問題，或是建立運動習慣……，藉由這些作法來降低風險是很重要的。

雖然即使戒菸、減重、運動了，也未必就能夠抵銷掉飲酒所帶來的問題。不過，既然已有這些能夠為心愛的酒而做的事，請務必著手試看看吧！

第4章

好酒者的宿命——胃食道逆流

FATE OF THE DRUNKARD

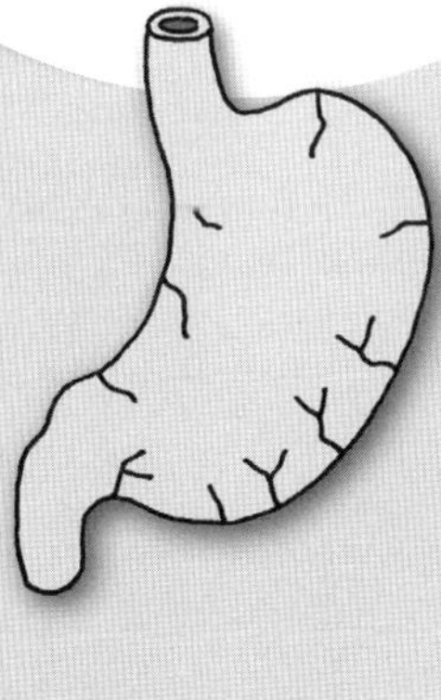

「檸檬沙瓦」會引起胃食道逆流？

國立國際醫療研究中心醫院．秋山純一

逆流性食道炎是好酒者的「老毛病」？

在我接受胃鏡的內視鏡檢查時，醫師跟我說了這樣的事情。

「這是逆流性食道炎啊，你有過火燒心這類的自覺性症狀嗎？」

的確，我在吃太多的時候，會稍微出現火燒心般的自覺症狀，但並不是很嚴重。而且在五年前接受內視鏡檢查時，也沒有特別被告知什麼，所以我其實覺得挺意外的。

看來似乎是輕症的樣子，醫師告知我並不需要特別進行治療，但我還是感到不安。當我在社群媒體上寫下「我也得了逆流性食道炎」之後，引來了很多好酒者們的回應。

該不會，逆流性食道炎是好酒者們的「老毛病」吧？這樣說來，雖然由逆流性食道炎發展成食道癌，因而過世的友人很少，但確實也有。果然，酒會導致胃酸逆流吧？

為此，我們請教了國立國際醫療研究中心醫院的消化道內科診療科長，「秋山純一」醫師。

醫師，能直接告訴我們結論嗎？喝很多酒的人，是不是就比較容易患上逆流性食道炎呢？

「沒錯，這是很有可能的。可以認為是酒精引起了胃酸逆流的發生。」（秋山醫師）

唉，果然如此……。雖然在醫院拿到的逆流性食道炎小冊子裡也這樣寫，但聽到醫生親口這麼說衝擊感更大了。

那麼，說起來「逆流性食道炎」是種什麼樣的疾病呢？

「逆流性食道炎是因為**胃食道逆流疾病**（Gastroesophageal Reflux Disease, GERD）使得胃液或胃中的內容物，逆流到食道所引發的一種疾病。心窩處如火燒般疼痛，俗稱的**『火燒心』**是其主要的症狀，其他還有像是酸液湧上口中的**溢酸水**、**打嗝**、**消化不良**

等。」（秋山醫師）

胃食道逆流有兩種類型。其中之一是逆流性食道炎，會在食道裡發現發炎症狀；另外一種，則是在食道裡不會發現發炎症狀的，稱為**非糜爛性逆流疾病**（Non-Erosive Reflux Disease, NERD）。

「在胃食道逆流疾病的患者裡，有四〇%是逆流性食道炎；六〇%是非糜爛性逆流疾病。逆流性食道炎依據發炎症狀的程度，可以分為四個等級。另一方面，非糜爛性逆流疾病以內視鏡觀察，並不會發現有發炎狀態的黏膜損傷。儘管食道沒有發炎症狀，但患者可能會因輕微的逆流或感覺敏感，而向醫生表示有火燒心症狀。」（秋山醫師）

「逆流性食道炎依症狀分為不同等級。黏膜的損傷在五公釐以內是A級、五公釐以上是B級、C級則是

胃食道逆流疾病的分類

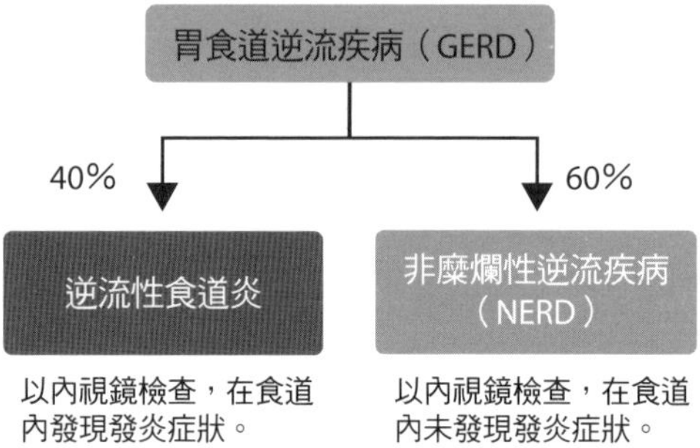

逆流性食道炎的等級與其比例

逆流性食道炎的分級	
等級A	黏膜損傷未超過5mm。
等級B	至少一處的黏膜損傷超過5mm。
等級C	複數的黏膜損傷有融合情形。
等級D	黏膜損傷融合分佈至食道腔圓周。

日本的患者的等級別比例

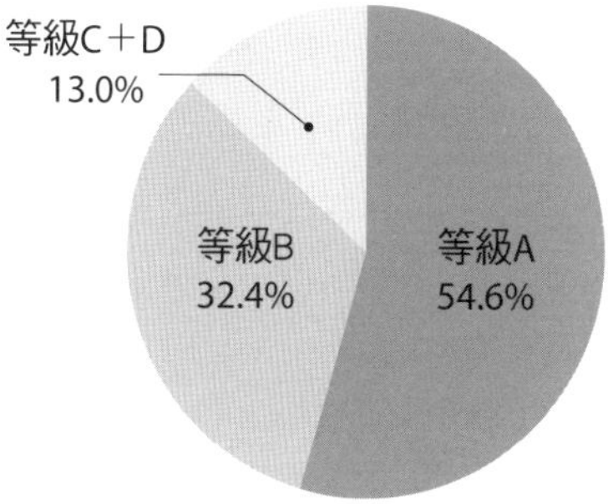

（右側圓餅圖出處：J Gastroenterol. 2009;44(6):518-534.）

複數的損傷有融合情形，而更進一步擴展到近乎食道腔圓周的（七五%以上）則為D級。不過，如同上方餅狀圖所示，接近九〇%逆流性食道炎，都屬於A級與B級這種，幾乎不需要治療的輕症範疇。*1」（秋山醫師）

聽到「幾乎都是輕症」，稍微讓人鬆了口氣。不過，必須要做好應對，以避免惡化到需要治療的等級才行啊。

酒精會讓「下食道括約肌」鬆弛

為什麼喜歡喝酒的人會得到逆流性胃食道炎呢？胃酸及胃的內容物逆流，在食道引發了發炎症狀——這樣的逆流又是如何發生的呢？

健康的胃與發生逆流的胃的差異

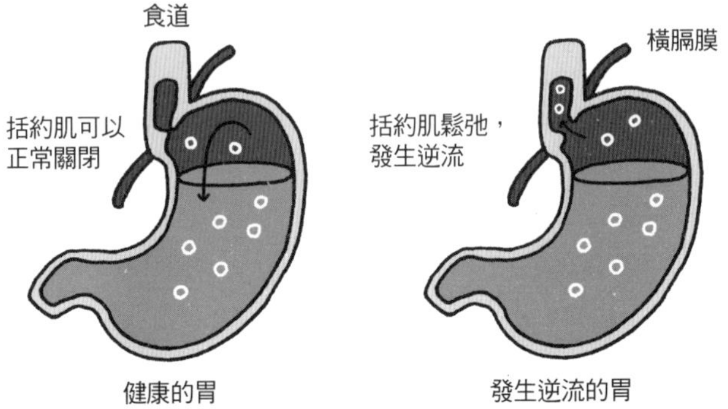

位於胃與食道間的「括約肌」功能下降、變得鬆弛後，胃酸或胃的內容物就會發生逆流現象。

「引發胃酸及胃的內容物逆流的主要原因，是位於胃與食道之間的**『賁門』**，其用來防止逆流發生、發揮閥門作用的**『括約肌』**功能變差了。這個部分被稱為**『下食道括約肌』**（Lower Esophageal Sphincter, LES）。一般來說，只有食物要進入時賁門才會開啟，除此之外都是關閉著的，因此胃酸與胃的內容物不會逆流。但是因為各種原因，使得括約肌的功能鈍化，於是就出現逆流的情況了。」（秋山醫師）

那麼，為什麼酒精會是導致逆流性食道炎的原因呢？

「酒精這種東西被認為對於下食道括約肌有著鬆弛的作用。尤其是啤酒或氣泡酒、威士忌蘇打等含有**碳酸**的酒類，由於會讓胃部膨脹、容易打嗝，所以要多注意。另外，柑橘類等偏酸的水果也是，因為會增加胃酸分泌，所以也是造成逆流的原因之一。從這個角度來看，使用碳酸水及檸檬製作的**檸檬沙瓦**，其實並不是很好。」（秋山醫師）

除了檸檬以外，對於喜歡葡萄柚或酸桔等口味沙瓦的人，也是很嚴酷的告知啊（淚）。使用醋類或辛香料較多的食品也是，會對胃酸的分泌有促進的效果。此外，酒的種類似乎也會造成不同的影響。

「有針對飲用不同酒類時，測定下食道括約肌所受到之壓力而做的實驗。很多論文都顯示，除了含有碳酸的酒類以外，**白葡萄酒**也容易引發逆流。酸度高的物質——換句話說就是酸的東西，影響會比較大，但其背後的機制，或與酒精濃度之間的關係，則還未明朗。」（秋山醫師）

身為好酒者，殷切盼望詳細的機制能夠被解析出來。但不管怎樣，這結果都毫無疑問會對酒類整體帶來影響。

選好下酒菜，別讓胃食道逆流惡化

國立國際醫療研究中心醫院・秋山純一

吃油膩食物容易造成胃酸逆流

是因為平常都不夠注重健康的關係嗎？我也得了「逆流性食道炎」。向國立國際醫療研究中心醫院的「秋山純一」醫師請教後得知了，酒精這種東西有促進胃酸逆流的作用，因此常飲酒的人容易患上逆流性食道炎──這些資訊實在是很令人吃驚啊！

只不過，我絕對不想滴酒不沾。即使不得不減少飲酒的量，也不想減少為零。為了這個目標，有沒有什麼可以做的事呢？

「胃酸逆流的發生，是因為位於胃與食道間，像閥門般能夠防止逆流的下食道括約肌機能降低了。而其機能降低的原因，除了酒精之外，還有『吃得過

量』等。」（秋山醫師）

如果進食過量，胃裡頭的壓力上升，下食道括約肌就會變得鬆弛，還會因此打嗝。「打嗝時，胃酸會跟空氣一起逆流上來。這稱為『下食道括約肌一過性鬆弛』（Transient Lower Esophageal Sphincter Relaxation, TLESR）。」（秋山醫師）

我對這部分其實很有感，尤其是在喝酒時藉著醉意，往往會比平常吃得還大量。得意忘形地想來碗拉麵或飯食作結尾，打個嗝後，或許就這樣逆流上來了。

秋山醫師還追加說：「尤其是那些喜歡**油膩食物**的人，更應該注意。」「吃下油膩食物後，為了幫助消化，會導致促進膽汁分泌的賀爾蒙**『膽囊收縮素』**（Cholecystokinin, CCK）分泌也增加。而這種賀爾蒙又有著讓下食道括約肌鬆弛的作用。」（秋山醫師）

原來跟酒超搭的炸薯條、裹著海苔炸的竹輪等炸物，其實不太好是嗎（失望）？跟燒酒氣泡飲很合的紅燒豬肉、說到檸檬莎瓦就會想到的內臟料理，還有跟日本酒超對味、油脂滿溢的鰻魚也都不太好是嗎（淚）？

「其他還有像：辣椒等刺激性強的辛香料、柑橘類水果、咖啡、巧克力、甜點等都被認為容易引發火燒心症狀。另外若**進食速度太快**，進食時空氣容易進入體內，這樣會

使胃部膨脹且容易打嗝，所以請多花點時間來進食吧！因為打嗝是會助長逆流現象的。」（秋山醫師）

吃飽喝足就躺著是不行的！

另外，肥胖的人胃裡的壓力較易上升，容易變成逆流性食道炎的患者。

「肥胖會讓腹部周圍的脂肪變多而壓迫到胃。吃太多、吃太快，或是飲食中的脂肪含量太高，這些不僅跟肥胖有關係，還容易引起逆流現象，要注意別陷入這樣的負面循環當中。」（秋山醫師）

其他像是抽菸，或是會壓迫到胃部的前傾姿勢、用腰帶或束腹等把腹部縮緊的狀態等等，都請多加留意。還有，「喝完馬上就睡的人」其實更應該要注意。

「我想應該有不少人在喝了酒之後，感覺很舒服就馬上躺平了吧。然而這又是另外一個會引發逆流的原因。尤其是右側身體在下方橫躺的『**右側臥位**』，很容易引起逆流。」（秋山醫師）

右側身體在下橫躺時容易發生逆流

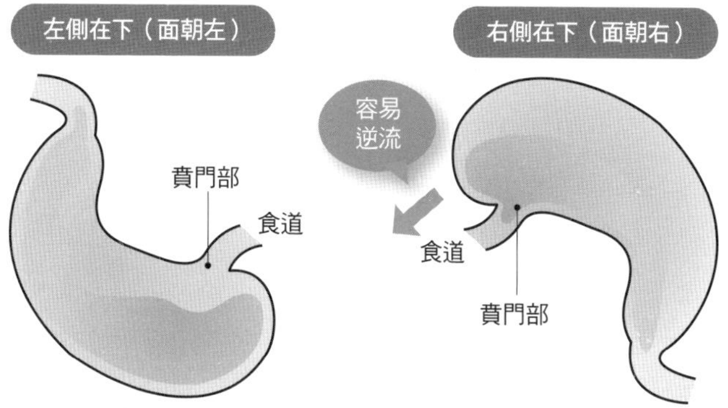

原因在於胃部的曲線，當右側在下躺著時，會比較容易發生逆流。

為什麼身體朝右側躺著不太好呢？理由就在於胃部的曲線。若躺著時身體右側在下方，胃部會比食道在更上面的位置，便會由於重力的關係而容易引發逆流。雖然因此讓左側身體在下方躺著，比較不會有逆流情形，但說起來還是應該在吃喝之後，經過足夠的時間再躺下就寢會比較好。

「胃食道逆流症疾病診療指南」*2裡有提到，在夜間有逆流症狀的人，要避免太晚吃晚餐，就寢時讓頭部的位置稍高一些也會很有幫助。請有相關症狀的人務必參考看看。

請先知道逆流性食道炎的治療及預防

國立國際醫療研究中心醫院．秋山純一

雖說輕症
沒有治療的必要……

我雖然被診斷為逆流性食道炎，但被告知因為是輕症，沒有立即進行治療的必要。

根據國立國際醫療研究中心醫院「秋山純一」醫師所說，逆流性食道炎依據發炎症狀的程度可以分成四個等級——「其中一定要治療的是等級C與等級D，合起來約占患者的一〇％多。其餘不足九〇％的人，都是依據症狀，不治療也無妨的輕症患者。」

如果是輕症就沒必要治療，聽到這說法而呆了一下的人應該不少吧？我也是其中之一。的確，儘管火燒心或消化不良等症狀沒有消失，但大多是吃太多、喝太多的時候才會出現。雖然得了逆流性食道炎，但現在並不覺得困擾。

「逆流性食道炎的等級，是依據食道的黏膜損傷程度來判斷的。等級A或B的患者，如果沒有明顯的自覺症狀，對QOL（生活品質，Quality of Life）也不影響，就沒必要特別進行治療。不過，如果每週有兩次以上火燒心的症狀，由於會影響到QOL，即使是等級A或B的患者，也可能成為治療的對象。」（秋山醫師）

假設現在是輕症，但日後惡化成等級C或D的話，又會如何呢？

「等級C或D的患者，有八〇%以上都自述每週會出現兩次以上的火燒心症狀。變成等級D後，半數以上的患者都表示：『每天都覺得火燒心。』如此，就有必要繼續治療了。」（秋山醫師）

當每天都會有火燒心症狀，QOL就已經相當不好了。如果可以，絕不想要變成這樣的狀態吧！為了預做準備，我們也請教了關於治療的事宜。在好酒者當中，即便被診斷為逆流性食道炎，也有不少人認為：「服用市面上賣的胃藥，火燒心應該就能緩和下來了吧？」因而不去就診，就這樣繼續過日子。像這樣自己做判斷，到底好不好呢？

「等級A或B這種輕症，治療基本上是依照個人意願的。覺得不舒服，再到院接受

正常的食道與巴瑞特氏食道的差異

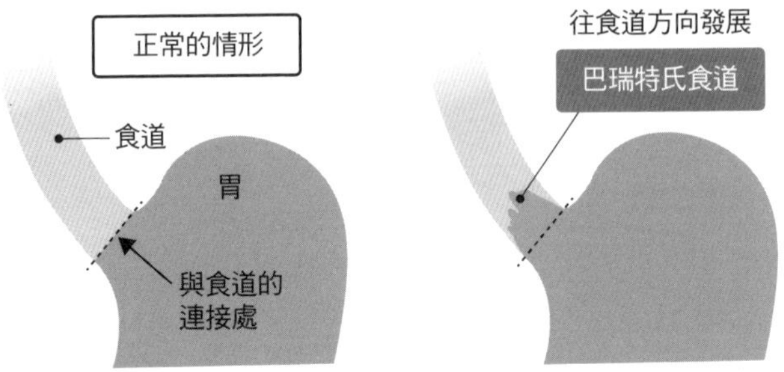

此即逆流性食道炎的併發症當中，食道下端的黏膜發生變化的「巴瑞特氏食道」。

治療就好了。但到了等級C或D這種重症，還這樣做可不行。因為逆流嚴重時，會有引起併發症的風險。」（秋山醫師）

逆流性食道炎的併發症有：發生在食道的**出血**、發炎症狀反覆而導致食道變得細小的**食道狹窄**、以及接近胃的食道下端黏膜發生病變的**「巴瑞特氏食道」**（Barrett's Esophagus）。

「人的食道被鱗狀上皮（Squamous Epithelium）這種黏膜包覆；而胃則是由另一種柱狀上皮黏膜（Columnar Epithelium）所包覆。所謂的巴瑞特氏食道，是指食道下端的黏膜發生變化，原本的鱗狀上皮被胃部的柱狀上皮給替換掉。長時間持續處於如此狀態，罹患食道癌的風險就會增高。」（秋山醫師）

逆流性食道炎的投藥治療

- **抑制胃酸分泌的藥物**
  氫離子幫浦阻斷劑（PPI）或鉀離子競爭性酸抑制劑（P-CAB）常被使用。初始治療服用4～8週後，能夠改善食道黏膜的發炎症狀。
- **中和酸性、減輕酸之刺激的藥物**
  制酸劑、海藻酸鈉等。效果約20～30分鐘，於症狀出現時輔助使用。
- **胃腸蠕動藥物、中藥（六君子湯）**
  當氫離子幫浦阻斷劑單獨使用效果不完全時，做為輔助之用。

藥物治療與預防復發

聽到食道癌，讓人不禁害怕了起來……。這種事情已經完全超乎自己做判斷時的想像了，重症狀況去接受治療是必要的。那麼具體來說，都是做些什麼樣的治療呢？

「初始的治療，是以能抑制胃酸、降低胃中酸性的**氫離子幫浦阻斷劑**（Froton Pump Inhibitor, PPI）做為處方藥物（四～八週）。這對於輕症或因為比較敏感而覺得有火燒心症狀的人，都很有效果。由日本開發，於二〇一五年上市的福星定膜衣錠（Vonoprazan Fumarate，商品名：Takecab®）被稱為鉀離子競爭性酸抑制劑

（P-CAB），比過去的PPI可以更強效地抑制胃酸。福星定膜衣錠從投藥首日就會展現效果，經過二十四小時便能感受到藥效的安定。其特徵就是藥效並不會出現太大的個人差異。」（秋山醫師）

另外依據秋山醫師的說法：「配合患者症狀，可合併使用保護食道粘膜、中和胃酸的**制酸劑**（酸中和藥），促進消化的**胃腸蠕動藥物**，或能讓胃的底部變寬、使人不易打嗝的中藥**六君子湯**等。」出現消化不良或火燒心症狀時，經常會用制酸劑來輔助治療。

初始治療結束後，若逆流狀況跟食道的發炎症狀有改善，多數就可以不再用藥，只要日常多注意即可。但是，若食道的發炎症狀變得嚴重，為了預防食道狹窄或巴瑞特氏食道等合併症之發生，在初始治療完後持續投藥的情況也是有的，稱為「維持治療」。

至於市面上銷售的能抑制胃酸分泌的成藥。在輕症情況下，依靠市售成藥治療症狀還可以。但如果是必須要接受治療的重症情況，秋山醫師建議：「能確實依循醫師指示服藥比較好。」若服藥後症狀也沒有改善，就有必要接受更進一步的檢查跟治療了。

「看不出症狀改善的患者，有可能要進行『食道酸鹼值檢查』（Esophageal pH Monitoring），來觀察食道中酸的狀態；或是進行『食道壓力檢測』（Esophageal

能幫助改善逆流性食道炎症狀的生活習慣

生活上應避免的事

- 束緊腹部
- 拿重物
- 前屈姿勢
- 睡覺時右側身體在下
- 肥胖
- 抽菸等

飲食上應避免的事

- 吃太多
- 睡前進食
- 高脂肪飲食
- 甜食等高滲透壓食物
- 酒精
- 巧克力
- 咖啡
- 碳酸飲料
- 柑橘類水果等

（出處：日本消化器病學會指引網站）

Manometry），來確認食道的活動及賁門的作用情形。依據檢查結果，再選擇由專科醫師進行內科治療，或是進行稱為『胃底摺疊術』（Fundoplication）的外科治療方式。」（秋山醫師）

聽說在歐美，外科手術的治療方式是很常見的，但儘管如此，手術對於身體的負擔還是不小。可以的話，請注意千萬別讓自己的狀況惡化到這種程度了。

說起來，覺得「可以的話連藥都不想服用」這樣的人應該很多吧？也有人會想：「雖然被診斷出患有逆流性食道炎，但不想吃藥，總之希望不要變成重症就好。」為了這種任性的好酒者，我們把生活層面應該注意的重點，整理成上方圖表。*3

跟逆流性食道炎一樣，感覺猶如好酒者宿命的，還有「胰臟炎」。

胰臟跟肝臟一樣，都被稱為「沉默的器官」。換言之，就算有些問題發生，它也不會立即就出現疼痛或症狀。而且胰臟與肺、胃或腸相較之下，給人的印象似乎不是那麼重要的器官。

既然如此，為什麼喝酒的人要擔心胰臟呢？這是因為「喝太多，會引發『急性胰臟炎』」的緣故。而且，急性胰臟炎的疼痛非同小可。曾在二〇一〇年急性胰臟炎發作的日本搞笑藝人河本準一就說過：「像是一口氣剝掉指甲般的激烈疼痛，襲擊了我的背部。」光是想像就覺得很可怕……。

胰臟是個位於胃的後方，彷彿隱藏著的器官。也因此，胰臟疼痛時容易與胃的問題搞錯。胰臟的作用，可分為兩種──①分泌消化食物用的消化液，此為外分泌機能；②分泌讓血糖值下降的賀爾蒙「胰島素」，這是內分泌機能。

急性胰臟炎的疼痛，是因為胰臟製造的胰液，溶解了胰臟自身所導致。

胰臟位於胃的後方

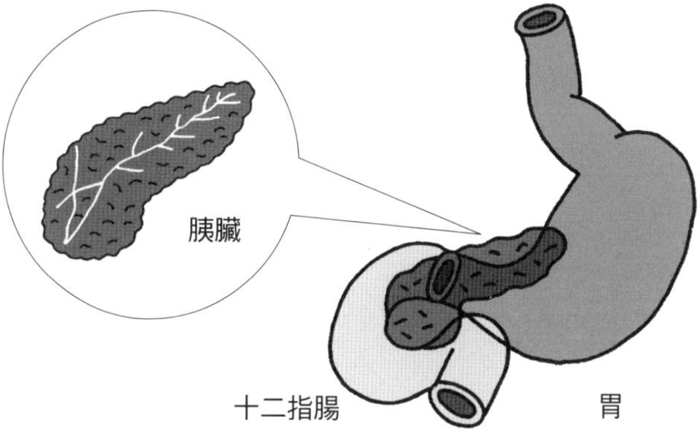

在胰液裡面，含有各種消化酵素，能夠分解食物中含有的蛋白質、醣類與脂質。這些消化酵素溶解了胰臟自身，便會引起發炎症狀。

事實上，不僅酒精，攝取大量富含油脂的食物也會讓急性胰臟炎發作的風險升高。這是因為吃了富含油脂的食物後，為了消化，胰液會大量分泌的緣故。

急性胰臟炎一旦發作，之後就必須要戒酒了。然而戒酒失敗、急性胰臟炎再度發作的也大有人在——當急性胰臟炎如此反覆發作，有些案例甚至會演變成「慢性胰臟炎」或是「胰臟癌」。為了避免走到戒酒的地步、避免患上胰臟炎，希望各位能夠重新檢視自己的飲酒方式與下酒菜的內容。

第
5
章

喝酒會讓人變胖嗎？

OBESITY AND ALCOHOL

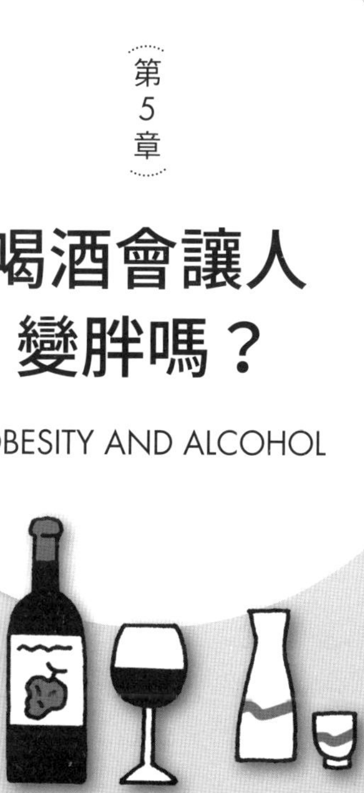

「酒是空熱量」這個說法是錯的

Navitas診所理事長．久住英二

為什麼會有「喝酒不會變胖」的說法？

你曾經聽過「酒是空熱量，所以喝了也不會變胖」的說法嗎？

曾經有一位酒中豪傑，十分相信這個說法，還誇口說：「光喝酒是不會變胖的，沒關係。」所以他連下酒菜都不要，就只是不斷喝著酒——現在，他有個胖乎乎的肚子了。

所謂的**空熱量**，是指零卡路里（空＝Empty）的意思。

酒裡所含的純酒精（乙醇），每一公克有七．一大卡的能量。然而有種說法是，酒精能量的七〇％在代謝過程中會被消耗掉，所以比起攝取同樣卡路里的脂質或醣類，對於體重增加的影響比較少。

我平常會使用智慧型手機的應用程式來管理飲食及體重。只要把吃下去的東西、喝下去的酒都輸入應用程式中，就能夠計算出該日攝取的總卡路里有多少。如果說「酒的空熱量說」屬實，那應該會覺得即使喝了酒，不把資料輸入應用程式裡面也沒什麼關係吧？

事實上，我就曾經自行判斷「今天喝的是不含醣的威士忌蘇打，不算進去也沒差」，而沒把資料輸入進去。

結果呢，雖然自從用應用程式管理之後，我的體重從人生最高數值減輕了八公斤，但在那之後就開始怎麼減也減不下來。而且，現在的中性脂肪也稍稍升高了些，肚子不知為何似乎也開始變圓了起來……。

事已至此，看來非得對「空熱量說」辨出個真偽來不可了。我們請教了對這個問題很瞭解的，Navitas診所理事長「久住英二」醫師。

請問醫師，「酒是空熱量，所以不會讓人變胖」這樣的說法是正確的嗎？

「酒可不是空熱量啊，當然會讓人變胖！酒裡所含的乙醇是很純正的能量來源。建

議喝酒時要抱持著像在吃飯糰一樣的感覺，想著『喝了會變胖』，這樣做才明智。」（久住醫師）

用跟吃飯糰一樣的感覺……？

「依據日本文部科學省的食品成分資料庫[*1]，啤酒一罐（三三五毫升）有酒精一四公克、含醣類一一～一二公克，熱量大約在一五〇大卡左右。紅酒一小杯（一一八毫升）是九〇～一〇〇大卡；日本酒一合則有接近二〇〇大卡。便利超商裡銷售的飯糰，一個約為一七〇～一八〇大卡，因此其熱量跟啤酒一罐、日本酒一合、紅酒兩杯是同等程度的。」（久住醫師）

「酒不是空熱量」——被這樣明說後雖然有所覺悟，但想到酒類竟然得跟身為醣類集合體的飯糰相提並論，實在是感傷（淚）。

再請問醫師，如果是**不含醣**的威士忌蘇打或本格燒酎，是否就能夠不算入卡路里當中了呢？

「很遺憾地，這部分也是錯誤的。雖然燒酎或威士忌等蒸餾酒類不含醣類，但卻擁有酒精自身的熱量。並非含醣類的酒喝了會使人變胖，而是酒這種東西本身就能讓人發

胖。再加上，如果因為看到酒不含醣，就安心地喝到過量，那就真的是偷雞不著蝕把米了。」（久住醫師）

跟含不含醣類無關，名字叫「酒」的這種東西，本身就會讓人發胖——這是多麼讓人感到衝擊的發言啊！「因為在意醣類，就不喝啤酒，改用威士忌蘇打來取代」會這樣做的好酒者應該不少吧。這雖然是有一些效果的，但若因此而喝得太多，最終還是會變胖啊！

少量飲酒也有變胖的風險

話說回來，酒精自身的卡路里容易被代謝掉，所以不易導致發胖——關於這一點，又是如何呢？

「人體發胖的機制很複雜，沒辦法簡單地下定論，但關於酒精自身的卡路里不容易讓人發胖這件事，之所以有此一說，或許是因為酒精分解過程中的中間生成物乙酸的緣故吧！乙酸被分類為短鏈脂肪酸（Short-Chain Fatty Acids, SCFAs），比起近年來廣受注目、標榜『讓身體裡不容易堆積脂肪』的健康油——MCT油[1]裡面所含的中鏈脂肪酸（Medium-Chain Fatty Acids,MCFAs），乙酸是更加容易被分解掉的脂肪酸。」（久住醫師）

據久住醫師所說，攝取酒精之後，在一～二小時內會經小腸等處吸收、並由肝臟等部位分解掉。其過程的中間生成物乙酸，最終在肌肉等處分解為二氧化碳與水時，會釋放出熱量（酒精每一公克為七．一大卡）。

「短鏈脂肪酸比起通常在油裡含量豐富的長鏈脂肪酸（Long-Chain Fatty Acids, LCFAs），的確要更容易被消費掉，然後在身體內被優先使用也說不定。但是，光憑這樣就要斷言『不會發胖』，有點困難。短鏈脂肪酸也有著熱量，越是攝取，熱量就越容易過多。」（久住醫師）

這樣的話，喝到怎麼樣的量，可能會導致發胖呢？我們已經知道喝得過多會變胖，如果能有個「喝這樣的量還算安全」的標準，會讓人很開心的。

「根據一篇整合世界各國各種有關肥胖研究結果的論文*2，從結論來說，少量到中等程度的飲酒，得出了各式各樣的研究結果；而過度飲酒則大部分的結果，都顯示與體重增加有關。然而，少量的飲酒也有得出導致體重增加的研究結果，在二〇二〇年九月於線上召開的歐洲國際肥胖學會*3上，就曾被提出報告。」（久住醫師）

少量也會變胖……。如果這是真的，那可是一大危機啊。

「從『少量也會變胖』的這份研究中可見，如果每天攝取相當於罐裝啤酒（三五五毫升）一半以上的酒精時，肥胖與罹患代謝症候群的風險都會增高。尤其在男性身上特別顯著，每天攝取半罐～一罐啤酒的男性，與不喝酒的人相比，肥胖的風險是一・一倍；攝取一～二罐啤酒者，肥胖風險是一・二二倍；攝取兩罐以上的肥胖風險是一・三四倍。這是對韓國二十歲以上，約二千七百萬人資料解析得出的結果。因為同是以東亞人為對象所做的研究，對於我們也有很深的啟發。」（久住醫師）

那麼，想盡可能不要變胖的話，該怎麼選擇酒比較好呢？最近除了發泡酒以外，啤酒跟Chu-hai也都推出了以「不含醣」為賣點的商品。尤其在想喝點甜甜的酒時，就會想來上一罐不含醣的水果風味Chu-hai……。

1 編註：從椰子油或棕櫚仁油萃取、加工而成。

「如果不含醣，確實可以說這部分的卡路里就少掉了。不過，用人工甜味劑來調味的甜味酒也需要留意。人工甜味劑也有許多種類，某些類型在攝取後會促進胰島素分泌，導致血糖值降低，因此很可能會因空腹感反而吃進了多餘的東西，又造成變胖的風險。」（久住醫師）

原來如此，也不能因為看到「不含醣」就覺得安心了。想不變胖，果然還是得確實地控制從自己嘴巴裡吃進去跟喝進去的東西才行呢！

OBESITY AND ALCOHOL

為了減重而常備的五種下酒菜

管理營養師・岸村康代

想減重，也要留意下酒菜

好酒者對於下酒菜，大多都有自己獨到的想法。雖然沒太多要求的也大有人在，但認為「這種酒就要搭這個下酒菜、要像這樣訂下自己的風格、要與酒一同享受」的人也絕對不少。

這麼說起來，其實我也出了好幾本跟下酒菜有關的書籍。還有解說日本酒的種類與怎麼樣的料理搭配起來會比較適合，這種說明要如何「配對」的書也曾出過。

關於下酒菜雖有各式各樣的論點，但在這邊，我們想要從減重的觀點來思考——什麼樣的下酒菜才是好的。

老實說，對好酒者來說，提起減重多少會感到有些為難。相信很多人都有過以下經驗——因為喝得太多失去控制，不自覺地吃了一些多餘的東西。

我過去不知道有多少次，對於喝完酒後吃下的那碗用來「收尾」的拉麵，感到萬分後悔。而在喝酒的店家裡也常能看到，醣類滿滿的馬鈴薯沙拉或是高卡路里的炸物等，這些都是減重的天敵。

因此，我們向管理營養師、成人的減重研究所負責人「岸村康代」老師，請教了適合好酒者的減重相關問題。

沒辦法戒掉喜歡的酒，又想成功減重，應該要怎麼做才好呢？

「必須要對某些事物忍耐——這樣的減重是持續不下去的，不管任何人都是如此。與其經常性地限制飲酒與食物，倒不如想著『偶爾吃多、喝多了也沒關係』。養成每天上體重計的習慣，這樣當體重增加的時候，馬上就會注意到。如此一來，再盡早進行調整就好了。」（岸村老師）

體重增加的時候，應該怎麼讓它降回來呢？岸村老師的建議是「蔬菜淋浴」（野菜のシャワー）。

所謂蔬菜淋浴，基本上就是，每一餐攝取「兩手一捧以上」分量的蔬菜，能盡可能攝取各種蔬菜的話會更好。

「蔬菜除了膳食纖維以外，還有豐富的維生素與礦物質，能讓排便順暢，幫助代謝。若能設定『每餐都有一盤加熱過的蔬菜料理，並吃一盤生菜』之類的規則，會很不錯。另外，也要留意飯的量，請只吃平常的一半。若能在晚上進食時努力執行，會尤其有效。」（岸村老師）

事實上，我在因年終～年初的暴飲暴食胖了二公斤之後，嘗試了一個星期這種蔬菜淋浴，結果幾乎回到了原本的體重。

就算偶爾吃得太多、喝得太多，之後再調整就好了，如果是這樣想，心情會愉快一些，不但比較能夠持續下去。也會有餘裕享受酒與料理。

每天都上體重計，記錄下自己的體重也是很重要的。這麼做可以培養出避免吃太多、喝太多的抑制力來。

「若能使用智慧型手機的減重應用程式，來記錄自己吃過、喝過的東西，效果會更好。最近的應用程式都很優秀，光是輸入自己吃的料理、飲用酒的種類與數量，就能計

適合減重的下酒菜有這五種

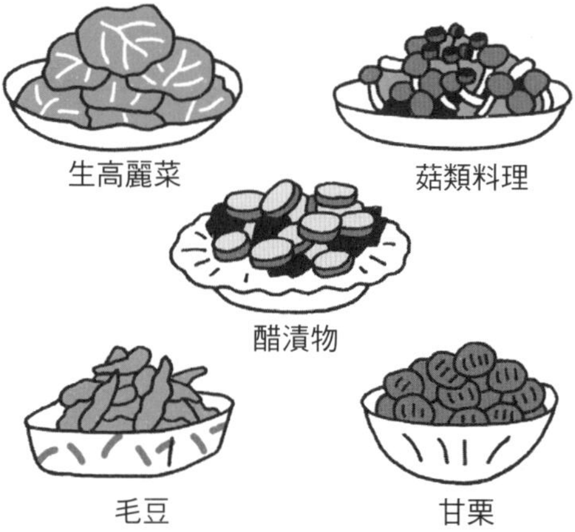

算出所攝取的卡路里，請務必多加利用。」（岸村老師）

適合減重者的五種下酒菜

在知道好酒者也能持續下去的減重法之後，我們向岸村老師請教了適合減重的**下酒菜**。從新冠疫情發生以來，人們在自家喝酒的機會也增加了，所以如果是能自己簡單準備的料理就更好了。

「從這些條件來看，我會推薦**生高麗菜**、**醋漬物**、**菇類料理**、**毛豆**，以及**甘栗**這五種。」（岸村老師）

原來如此，以這五種來說，似乎很容易

就能準備出來了。

究竟為什麼這五種是適合減重的下酒菜呢？接著就逐項來解說吧！

①生高麗菜

「生高麗菜需要好好咀嚼，藉此能夠刺激飽食中樞。對進食後血糖值的上升也有抑制作用，還能防止體脂肪的累積。另外，高麗菜富含膳食纖維，對於改善腸道環境有幫助。若在進食前先吃的話，也可以幫助防止吃太多。」（岸村老師）

沒想到串炸或串燒店做為開胃菜提供的生高麗菜，還有這樣的效果啊。這樣好，以後在家喝酒的時候，我也要在酒旁邊擺上生高麗菜。據岸村老師所說，高麗菜不只有助於減重，在某些意義上還是好酒者最好的夥伴。

「喝了酒之後，身體裡容易出現『發炎反應』。宿醉時頭部或胃部會感到疼痛，可以認為就是因為發炎反應而引起的。酒精所引發的發炎症狀，可能會對腸道環境或免疫系統造成損傷。而高麗菜富含有維生素及名為『異硫氰酸酯』（Isothiocyanate）這個能夠抑制發炎症狀的抗氧化成分。另外，豐富的維生素C對於胃的黏膜也具有保護效果。

不過由於這些成分比較不耐熱，因此請生食，或是將加熱時間限制在三分鐘以內。」（岸村老師）

②醋漬物

「醋是希望你能夠在減重上積極使用的一種調味料。發酵食品中也有的醋，能透過乙酸來促進脂質的燃燒，對於降低血壓、血糖、膽固醇等的數值也都有效果。要說下酒菜的話，裙帶菜跟小黃瓜等醋漬物如何呢？裙帶菜裡含有豐富的水溶性膳食纖維，透過與醋之間的加乘效果，能讓醣類的吸收減緩。很推薦製作簡單的醋漬裙帶菜來下酒。」（岸村老師）

使用醋做調味料，對於減鹽也有幫助。而且，在燉煮料理時使用，能帶出美味與深度，是很優良的調味料。

至於發酵食品，岸村老師表示：「味噌或酒粕都很好。」「發酵食品跟膳食纖維能夠整頓腸道環境，讓排泄變得順暢。膳食纖維在腸內做出的短鏈脂肪酸，也能夠讓代謝功能有所增強。」

③菇類料理

「菇類的膳食纖維非常豐富。多攝取膳食纖維，使其在胃與腸內停留較長時間，能夠讓飽足感持續較久。菇類富含代謝酒精與脂質所必須的維生素B群，因此推薦食用。」（岸村老師）

把喜歡的菇類與鮪魚片一起炒過，就能簡單地做出下酒菜了——容易準備也是菇類的魅力所在。

④毛豆

「毛豆裡面含有許多能把醣類轉換為能量的維生素B_1、膳食纖維、蛋白質等等，是減重時的強力幫手。即使是不喝酒的日子，燙些毛豆放在餐桌上也是很不錯的。」（岸村老師）

喝酒的店家都會有的毛豆下酒菜，竟然有這樣的效果啊！那從此之後，就算是不喝酒的日子，我也想要把它拿來當作晚餐的常備料理了。

⑤甘栗

說到簡單下酒菜中通常都會有的「乾果類」，就會想到堅果吧？不過岸村老師說：

「考慮到減重，建議下酒菜用甘栗會比堅果更好。」

堅果應該也是富含維生素與礦物質的吧，怎麼會這樣呢？

「若是吃正餐間的點心，代替餅乾改吃適量的堅果，對於預防肥胖是有幫助的。只是，做為下酒菜，卡路里就意外地高了些，會不經意吃太多的人尤其要多注意。超商販售的綜合堅果一〇〇公克就有六〇〇大卡以上的熱量，已經跟一般的烤魚套餐差不多了。在這一點上，甘栗的脂質少，且富含燃燒醣類所需的維生素B群，膳食纖維也很多。超商所販售的甘栗，三五公克裝的一包只有約六五大卡，因為是低卡路里，減重中也可以安心地食用。」（岸村老師）

「喝酒配甘栗？」雖然本來這樣懷疑，但在試過之後，令人意外地很搭。由於不含鹽分，也不用擔心會水腫，真的是一石二鳥。

以上，就是關於適合減重的五種下酒菜的解說。其中是否有你中意的料理呢？從健康的觀點來說，也希望你能夠多考慮有關下酒菜的搭配。

OBESITY AND ALCOHOL

過年變胖是喝多了？還是吃多了？

管理營養師．岸村康代

為什麼歲末年初容易變胖？

我每到年初最害怕的東西，就是體重計了。

在年尾工作告一段落的解放感，與「因為是新年，沒關係啦」的惡魔耳語雙重攻擊之下，從規戒中解放開來的飲酒者的食慾與酒慾，是不知道何時該停下來的。

尤其在正月，彷彿說著「請喝酒吧」、酒餚排滿滿的年節料理，成了導火線。於是在開著暖氣的溫暖房間裡，穿著有鬆緊帶的褲子，從早上就把年菜當下酒菜吃，並喝起酒來……。這樣的放縱狀態持續了三天之久，沒理由不變胖。最後在一月四日的早上，踏上體重計、發出悲鳴，已經成為了每年的慣例。

不對，現在不是說「慣例」的時候。好不容易在平時做了嚴格的體重管理，結果只不過幾天時間，這樣的努力竟然就全打了水漂！

究竟，變胖的原因是酒呢？還是吃太多年節料理的緣故呢？這就必須要向減重專家來請教過年變胖的原因，以及將之破解的方法了。於是，我們向曾經指導過數千人減重的管理營養師、成人的減重研究所負責人「岸村康代」老師請教了這些問題。

請問老師，年尾年初，為什麼會讓人這樣變胖呢？

「說穿了，就是吃喝所攝取的熱量，與身體活動所消費掉的熱量，兩者間平衡不良的關係。平常，人們會因為通勤而走動、在車站的樓梯上上下下，然而年尾、年初時，就不會這麼做了，於是運動量一下子變少。再加上休假狀態，有的是時間，人一閒下來，嘴巴就覺得寂寞，於是不經意便吃了起來。幾乎沒在動，加上吃喝都超過了所需要的量——這就是變胖的原因了。」（岸村老師）

啊～被唸得耳朵好痛。雖然心裡也知道，但過年時就是會抑制不住慾望。加上新型冠狀病毒的影響，總覺得待在家裡才是好的，因此都不怎麼外出，運動量也就越來越減少了。

明明已經不怎麼活動，還無休止地吃，再加上年節料理特有的調味也參上一腳，最後製造出了促使過年變胖的「負的循環」。

「由於日本年節料理是傳統的日式料理，或許有些人對它會抱持著健康的印象。但事實上，為了有效保存，其中很多都使用了濃厚的醬油及砂糖做調味，是**富含糖分與鹽分的料理**。如同各位所知道的，糖分會讓血糖值上升，三酸甘油脂就容易被儲存起來；而攝取過多的鹽，身體就會基於保持一定鹽分濃度的需要，為稀釋掉過量鹽分而儲存水分，這就成了水腫的原因。甜甜鹹鹹的調味，跟酒很搭也很下飯，所以人一醉了，食慾就控制不住了。『糖分＋鹽分』是終極的變胖調味組合啊！」（岸村老師）

除了年節料理，各種甜甜鹹鹹調味的料理都真的跟酒很搭。如果想要消除過年變胖，對於壽喜燒、照燒料理、燉煮料理之類的，也要多留意些比較好。

留心烹飪方式
就能夠抑制卡路里

「希望各位留意的，除了糖分、鹽分以外，還有**脂質**。」岸村老師如是說。

若你在新年假期結束後，開始想著要進行減重來消除掉新年胖，光是避開那些鹹鹹甜甜的料理是不夠的。最近主張控制米飯等醣類的「限醣減重」方法很受歡迎，但岸村老師認為，控制醣類的結果，反而會讓脂質攝取過多，那樣就沒有意義了。

「說到減重，很多人都會聯想到限制醣類，但若不注意脂質，也無法如所願減輕體重。脂質每一公克有九大卡的熱量，醣類和蛋白質兩者每一克都只有四大卡的熱量，脂質的熱量可說是兩倍以上。即使已經限制了醣類的攝取，但若吃下滿滿是油的豬五花肉或帶皮雞肉，還是很難瘦得下來。脂質過多對於胃腸也會帶來負擔，使腸道環境惡化。而且脂質多的飲食可能會導致壞膽固醇增加，帶來動脈硬化與心臟疾病的風險。」（岸村老師）

「不同的調理法，能讓卡路里有很大的差別。以炸物來說，直接炸、裹麵衣炸跟裹麵糊炸的天婦羅，卡路里跟脂質都是依此順序逐漸升高。炸物並不是絕對不能碰，如果做為下酒菜，比起炸雞塊，建議改選直接炸的小蝦。炸雞塊或炸什錦這類的，當作褒獎可以偶爾吃一次。就算只是少量地吃，攝取到的卡路里也會有所不同。」（岸村老師）

從減重的觀點來說，千萬不能把所有的「肉」都等閒視之，要注意部位選擇與調理

部位有別，卡路里也有別

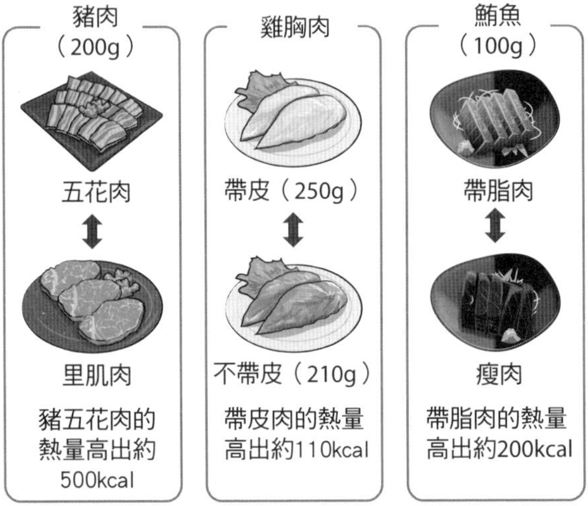

以『日本食品標準成分表二〇二〇年版（第八次修訂）』為準計算。

的方法。事實上，豬五花肉與豬里肌肉以同樣的二〇〇公克來說，豬里肌肉的熱量要少了約五〇〇大卡（以『日本食品標準成分表二〇二〇年版（第八次修訂）』[*4]為準來計算，以下同）。另外雞胸肉的部分，帶皮的二五〇公克與不帶皮的二一〇公克相比，多了約一一〇大卡。

　根據岸村老師所說，魚類的部分也同樣如此：「同樣是鮪魚一〇〇公克，瘦肉與帶脂肉相比，要少了約二〇〇大卡（野生黑鮪魚的情況）。」積土亦能成山，卡路里堆積下來也會變成脂肪啊！

那麼，想要有效地消除新年肥胖，以及更確實地控制卡路里，應該選擇以哪些食材所做的料理才好呢？

「正月過後，建議進行蔬菜淋浴。除了蛋白質之外，還要多攝取蔬菜的膳食纖維，它能夠在胃腸內停留更久的時間，讓飽足感持續更久。尤其建議要攝取菇類，膳食纖維多，又富含代謝酒精及脂質所必須的維生素B群。此外，像是納豆、裙帶菜、秋葵等這類有點黏的食物，可以抑制醣類的吸收，有著讓血糖值穩定上升的效果。而毛豆也是減重的強力幫手，其中富含著能把醣類轉變為能量的維生素B_1、膳食纖維及蛋白質等營養素。」（岸村老師）

在年尾年終飽經酒精淋浴的人們啊，請在正月過後以蔬菜淋浴來重新啟動身體吧！蔬菜的攝取量標準是「每餐攝取雙手一捧以上的量」。菇類或裙帶菜、秋葵、毛豆等等，也請多用來當作下酒菜吧！

無醣類啤酒是怎麼做到無醣的？

麒麟啤酒．森下愛子

不想變胖就選「不含醣」的

「最近變胖了，雖然想喝啤酒，但還是選了不含醣的威士忌蘇打。」

最近幾年來，在酒宴上，這樣的話已經不知道從包含我自己在內的多少好酒者口中聽到過了。沒錯，我最喜歡的就是啤酒了。如果是昭和年代的好酒者，要說「最初的一杯」，那肯定是啤酒了。餃子要搭配的是啤酒，洗完澡出來喝的也是啤酒——人們在腦子裡面充滿著這樣的既定印象。

不過，讓這種既定印象動搖的風潮來臨了——那就是「無醣減重」風潮。至今為止的減重，主要都是以抑制卡路里為主，但自從無醣開始被倡導之後，大家的態度突然都一百八十度轉變，開始視醣類為大敵了。於是，令人哀傷地，連好喝的啤酒都被當成了目標。

說真的，好想咕嘟咕嘟地大喝啤酒喔！但因為很在意醣類，自己也還在減重中，還是不喝了吧……。

會這樣想的好酒者肯定所在有多。為了那些明明就很喜歡啤酒，卻因為在意醣類而不能喝的好酒者，麒麟啤酒推出了一款令人讚嘆的啤酒。那就是「一番榨 醣類0」（一番搾り 糖質ゼロ）。

說起零醣類，發泡酒與第三類啤酒都已經是經常性的選項了，然而這邊說的，是真真正正的啤酒。

附帶一提，該公司過往的啤酒醣類含量有多少呢？「一番榨」是二・六公克（每一○○毫升）。乍看或許會覺得比米或麵包都來得少，但累積起來還是不少的。再加上，喝酒時除了酒本身之外，還會從下酒菜裡攝取到不少的醣類，所以總會覺得，啤酒還是選擇零醣的會比較好吧？

究竟這罐「一番榨 醣類0」是怎麼做到零醣的呢？味道真的像啤酒的樣子嗎？在

開喝之前，有很多令人在意的點。

想一探究竟，就只能問看看了。因此，我們直接找上了負責「一番榨 醣類0」之技術開發、麒麟控股飲料未來研究所的「森下愛子」女士。

彷彿聽到了忍耐著不喝啤酒的好酒者們，這股「等好久了！」的支持心聲而造出來的這款啤酒，在開發前有什麼契機嗎？

「五年前，我在休育嬰假時，聽到朋友無意中說了句：『雖然很喜歡啤酒，但我也很在意體態，就只喝一杯忍耐一下吧！』這句話成了我的契機。我覺得，說不定有很多像這樣的人，在公司內部進行提案時，公司的人裡也有人說出同樣的話，讓我吃了一驚。」（森下女士）

希望能讓人不用在意醣類、不用顧慮是啤酒，就可以愉快地暢飲。同時，也想為那些雖然喜歡啤酒但出於維護健康而改喝威士忌蘇打的人，製作出好喝的零醣類啤酒——抱持著以上想法，他們於二〇一五年的春季投入產品開發。實際上，光釀造就已嘗試達三百五十次以上，根據森下女士所說：「一般的啤酒產品，嘗試釀造都只不過數十次而已。」由此可以瞭解，要做出零醣的啤酒究竟有多麼困難。

零醣類的啤酒增加了

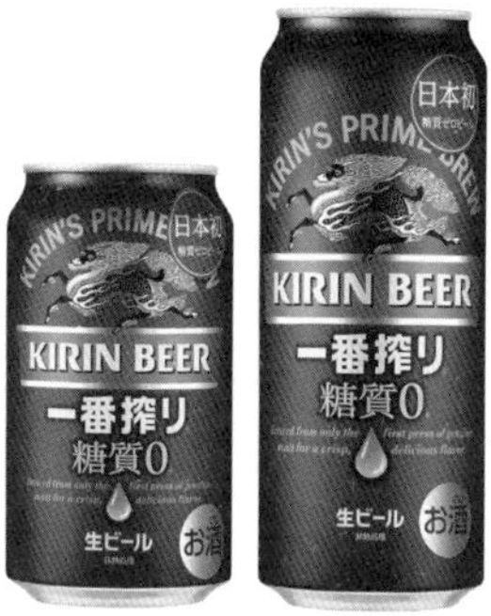

麒麟啤酒「一番榨 醣類0」

明明市面上已經有許多零醣的第三類啤酒產品，為什麼想要製作出零醣的啤酒還會這麼地困難呢？

「依據酒稅法規定，啤酒中**麥芽的使用比率必須要達到五〇%以上**。麥芽用得多，就會帶出啤酒固有的美味。但同時，麥芽所含的醣類也會更多。啤酒裡的醣類是美味、好喝的要素之一，所以在那之前我們普遍認為要把這種醣類歸零是很困難的。另一方面，發泡酒與第三類啤酒因為麥芽使用比率較少，即便讓醣類歸零，也能夠運用麥芽以外的副原料來做出味道。」（森下女士）

原來如此，要做出零醣的啤酒之所以困難，是因為麥芽的使用比率以及能使用的材料受到限制的緣故啊。

酵母會把糖吃光

那麼，這個實現零醣啤酒的過程，是在哪些部分上著力呢？

「關於讓醣類歸零這部分，要特別著力的點有兩個——首先，是選擇啤酒的主原料麥芽。在製作啤酒時，麥芽的作用是藉由其所內含的酵素的能力，將高分子澱粉轉變為低分子的糖（這個過程稱為『糖化』）。」（森下女士）

這個糖會成為酵母的食物，進而產出酒精來，但事實上糖化的階段裡，也存在著大小不一的較大的糖。

「小的糖會被酵母完全吃到沒有剩下，但大的糖會殘存在啤酒中。」

「本次開發時，我們便一直思考著要如何才能將這些被酵母吃剩下的較大的糖給弄不見。後來，我們將能夠分解出『不會讓酵母吃剩的小糖』的麥芽，選定為最佳的糖化條件。」

「我們花費了三年半的時間，才選定這種麥芽。我們取來各式各樣的麥芽，反覆進

讓醣類歸零的結構

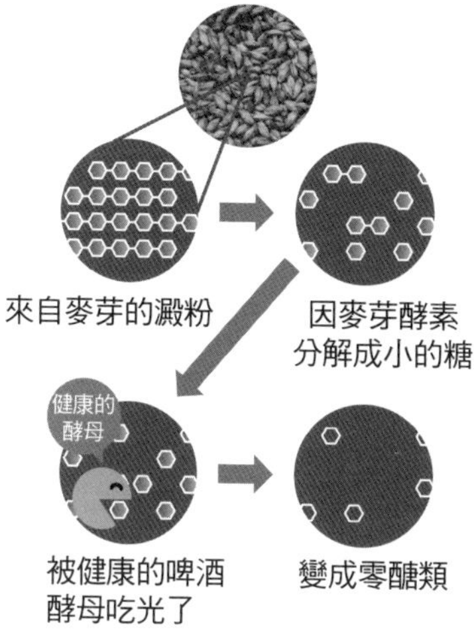

基於麒麟啤酒的資料所作成。

行分析、假設、驗證，最後才做出決定。」

接著第二個著力的點是——進行酒精發酵的酵母。

「要達成零醣類，條件是麥芽酵素所分解出的更小的糖，能夠被酵母給吃光光。我們從自家公司的啤酒酵母中，嚴格挑選出了比一般啤酒所用的酵母管理更加嚴格、更能努力把糖吃光的健康酵母。發酵期間雖然與一般的啤酒一樣，不過還會一邊進行資料分析、一邊調整能夠讓酵母把糖吃光的溫度。」（森下女士）

令人在意的味道……

越聽越覺得，真是高科技！源自如此技術的啤酒能夠誕生在世界上，在瞭解之前是難以想像的。

在體會到這是超級高科技的恩賜之物後，還很讓人在意的一點，就是「味道」了。我們請問了森下女士，為了能讓喜歡啤酒的人覺得好喝，他們還下了些什麼功夫呢？

「先前也提到過，有人認為啤酒的醣類帶來了美味，而零醣讓這一項要素消失了。想著要如何從哪帶出美味來的時候，我們認為『一番榨製造法』是不可少的。通常，啤酒除了一番榨（首輪麥汁）以外，也會使用二番榨（二輪麥汁）。一番榨製造法是指，在啤酒的製造過程裡，只使用從主原料的麥當中，一開始流出的首輪麥汁來進行製作。這個方法，能夠讓材料的優點獲得最大的發揮，可以實現沒有雜味、充滿澄淨麥香的美味。」（森下女士）

如此經歷五年歲月做出來的，就是「一番榨 醣類0」這項產品，其酒精濃度為四％，森下女士說：「追求美味的結果，最終設定在四％。」他們針對每個月會喝一次啤酒的客戶進行的事先調查結果中，有九四％的人都回答「很順口」或「剛剛好」。

事不宜遲，我也品嘗了「一番榨 醣類0」。事實上我原先還是有些半信半疑的，但入口時在冰涼的爽快感中感受到麥芽原本的美味，恰到好處的飲用感正能提供「正在喝啤酒啊」的滿足。與並非零醣類的其他啤酒相比，喝起來的感覺略略清淡些，但對於改喝零醣類威士忌蘇打已經很久的我來說，這樣剛剛好。說起來就是不會太厚、也不會太薄的感覺。

由於新冠疫情讓居家飲酒的人增加，我們也感受到零醣類啤酒在將來是有其需求的。事實上，該公司去醣類與零醣類商品的銷售額，「淡麗Green Label」（淡麗グリーンラベル）與前一年比是一〇四％；「淡麗Platinum Double」（淡麗プラチナダブル）是一〇六％；「順喉ZERO」（のどごしZERO）是一一一％，正在全面增長中。（二〇二〇年一～七月）。

相信這類健康取向的酒，往後還會有更多的產品登場吧！

想增加肌肉，推薦的下酒菜是？

立命館大學教授・藤田聰

蛋白質一次全來是不行的

說到下酒菜，能不能跟酒的味道合得來，這件事至關重要。至於會從「能否增加肌肉？」這個觀點來選擇的人，我想應該不太多吧。

不過，隨著每天都作**肌力訓練**、日漸變成興趣以後，我開始會留意自己生活中的一切，是否能夠幫忙自己增加些肌肉。

對於因為新冠疫情而完全迷上每日肌力訓練的我來說，即使是下酒菜，能否成為肌肉生長的養分，也是非常重要的。畢竟保持肌肉量，就能夠防止肥胖，也可預防疾病。

由於**在肌力訓練之後馬上喝酒，會影響到肌肉的**

合成，所以事實上並不好。雖然也是有人很享受運動後來上一瓶啤酒，但若不跟肌力訓練確實隔開些時間再喝的話，是不行的。

如果我們不像這樣，確實地從科學的角度來理解有關肌肉的事情，鍛鍊的效果就會大打折扣。我們也希望能夠正確地瞭解如何挑選下酒菜，因此，便向很瞭解「肌肉之合成」的立命館大學運動健康科學部的「藤田聰」教授，請教了「到底要怎麼做才能增加肌肉？」以及與其背後的機制。

首先，我們重新請教了關於**蛋白質**的基本事項。說到肌肉，雖然知道是「由蛋白質製造出來」的，但在我們的身體裡，蛋白質究竟扮演著什麼樣的角色呢？

「構成身體的肌肉、皮膚、毛髮、內臟等組織、賀爾蒙、酵素等等，幾乎都是以蛋白質為材料所製作出來的。尤其是肌肉，其中除了水分以外，有約八〇％都是由蛋白質所構成。另外，在緊急的情況下，肌肉的蛋白質可以被分解，當做能量來源使用。」（藤田教授）

原來身體的大部分都是由蛋白質所構成的啊，這樣就知道蛋白質到底有多麼重要了。同時我們也知道了，一旦不注意，就容易有蛋白質不足的情況。果然還是應該每天都攝取才對嗎？

「沒錯，每天攝取是必須的。從飲食等管道攝取的蛋白質，會被分解成**胺基酸**（Amino Acid），然後在身體的各個部位再合成為蛋白質。人體內部會經常進行合成蛋白質與分解成胺基酸的過程，另外，胺基酸有一部分會被燃燒或排泄而損失掉，所以必須每天都補充新的蛋白質才行。」（藤田教授）

每天都要攝取的話，就會在意要攝取的量了。以外行人的想法，可能會覺得：「對身體好的話，吃一堆不就好了嗎？」

「理想的量是，每天三餐合計在六〇～七〇公克。中高齡人請以體重每一公斤攝取〇．四公克為標準來計算。以這個計算公式來看，體重五〇公斤的女性，每餐約需二〇公克、三餐合計為六〇公克。我自己也是用這個公式來計算的。另外，請不要想著要在一餐裡就攝取完一天份的蛋白質量，請務必分成三餐來攝取。」（藤田教授）

一餐二〇公克的蛋白質，該怎麼樣攝取呢？如果是肉、魚類，部位或許略有差異，但基本上每一〇〇公克大致含有約二〇公克的蛋白質。豬里肌肉約二～三片，鯖魚一片，沙丁魚罐頭一罐，也大概是這樣的量。

另外，一顆蛋的蛋白質約為六．二公克，牛奶二〇〇毫升為六．八公克，納豆一盒（五〇公克）為八．三公克左右。米飯跟麵包等穀物類也含有蛋白質，米飯一碗約有蛋白質三．八公克；若將吐司分切成六片，每片約有五．六公克。請像這樣進行組合搭配，朝著「一餐二〇公克」的目標前進吧！

像這樣的量，好像努力一點就可以達到了。然而有些人「早上跟白天都沒什麼時間，對餐點的準備可能不太足夠，所以要攝取到這樣的量並不容易」。請放心吧，藤田教授說：「如果是蛋白質的話，靠**乳清蛋白**來攝取也是ＯＫ的。」

「通常認為，比起從肉類裡攝取蛋白質，乳清蛋白能夠讓肌肉的合成更快。雖說如此，『完全用乳清蛋白來取代從食物中攝取蛋白質』這樣的做法並不推薦。請把它當成是補充品來使用吧！」（藤田教授）

根據藤田教授的說法，若只考慮肌肉的合成，乳清蛋白的效率或許會比較好。食用肉類或魚類，能夠同時攝取到其他的營養成分。因此，請考慮以乳清蛋白來補充從食物裡攝取不足的部分就好。

靠動物性蛋白質來啟動肌肉的合成

飲用乳清蛋白的時間點也很重要。

「想要以肌力訓練來增加肌肉的人，請把乳清蛋白跟肌力訓練給結合起來。關於飲用的時機，雖然也有人說不考慮太多也無妨，不過若在肌力訓練後的一～二小時內飲用，就可以提升肌肉的合成，應該是比較好的時機。」（藤田教授）

飲用乳清蛋白，也可以獲得一定的飽足感。因此，「減重中的人，若在餐前先飲用乳清蛋白，由於肚子會被裝滿到一定程度，所以或許能夠避免掉進餐時吃太多的情況發生。」藤田教授還告訴了我們這個有價值的情報。然而若是高齡者，選在餐前飲用會很難好好地充分用餐，所以餐後飲用會比較適合。

順帶一提，蛋白質還可以分為來自大豆等物的「植物性蛋白質」，以及來自肉類的「動物性蛋白質」。如果是想增加肌肉的話，藤田教授建議攝取「動物性」蛋白質。

「動物性蛋白質的優點是，含有的胺基酸很豐富而且均衡。其中有一種能夠促進肌

白胺酸與肌力訓練會刺激mTOR，促進肌肉合成

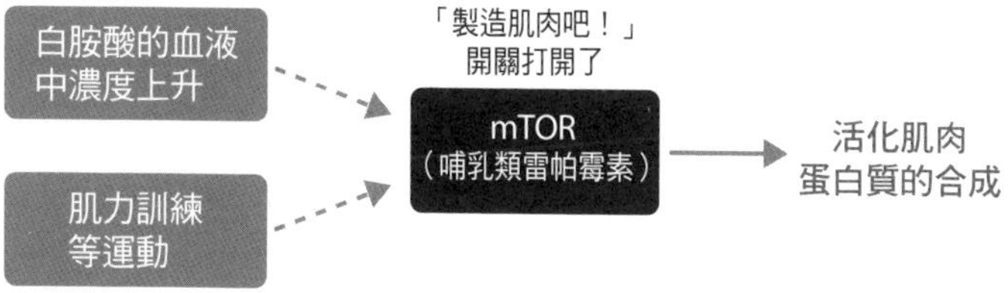

胺基酸中的一種——「白胺酸」在血液中濃度上升，或進行肌力訓練，都會讓提高肌肉合成效果的酵素mTOR在細胞內發揮作用。

肉合成的必需胺基酸，名為**白胺酸**（Leucine），在動物性蛋白質中含量也很豐富，這也是推薦的原因之一。」

不過，在為了攝取動物性蛋白質而食用肉類、魚類時，希望你也能注意脂質攝取過量的問題。藤田教授提出建議：「像是鮪魚的瘦肉或鰹魚等，儘可能選擇脂肪較少的種類會比較好。」

如此一來，我們就知道，最適合想要增加肌肉的人的下酒菜是什麼了——只要動物性蛋白質豐富，並注意不要攝取太多脂質就行了。換句話說，準備烤雞會比炸雞塊好、鮪魚或鰹魚要準備瘦肉部分的生魚片；雞柳肉梅子紫蘇卷、高湯蛋捲等也都不錯。另外，植物性蛋白質也可以，尤其是蛋白質含量高的凍豆腐燉煮物也值得推薦。

順帶一提，比起增加肌肉，更加注重維持肌肉量並減重的人，可以攝取納豆或豆腐等植物性蛋白質，能期待有燃燒脂肪的效果。

藤田教授表示：「除了蛋白質，希望大家也可以一起攝取能促進肌肉合成的食物」。其中，特別「應該要積極攝取**維生素B群**與**維生素D**」。

「維生素B群有助於從運動後的疲勞狀態中恢復，維生素D可以促進肌肉合成。這都是希望大家能夠留意，並與蛋白質一起攝取的營養素。另外，維生素C、鋅、鐵、醣類、鈣質等都均衡攝取，也是很重要的。」（藤田教授）

維生素B群裡的B_6，有幫助胺基酸再合成的作用，在魚肉的瘦肉跟雞柳中含量很多。維生素D則在青皮魚類裡很多，不過藉由照射陽光也能夠在人體內合成。

喜歡肌力訓練的好酒者裡，有很多人都有著「肌肉＝蛋白質」的固定印象，有容易輕忽其他營養素的傾向。另外，也有人為了要減輕體重而限制醣類的攝取，但藤田教授提醒道：「請注意若醣類攝取不足，可能會導致肌肉被分解。」想要以肌力訓練來增加肌肉的人，不連醣類也一起好好攝取可是不行的。

知道了有效的蛋白質攝取方法以後，接著也要請教授分享關於飲食以外，生活層面上要注意的事情。

「我給喜歡喝酒的人的建議是——要極力控制睡前喝酒這件事。睡前喝酒會讓睡眠品質低落、在夜裡醒來，反而造成睡眠不足的情況。當睡眠不足，壓力賀爾蒙便會分泌，這對於肌肉的分解有很強的作用。」

以肌力訓練為主的運動，被認為可以提高睡眠品質。但若在晚上九點之後運動，會刺激交感神經，讓人難以產生睡意，效果正好相反。藤田教授說：「如果要在晚上做肌力訓練，請在八點左右就結束會比較好。」

另外，如果難以養成習慣性的運動，先有意識地在日常生活中增加運動量，由此開始也是很好的作法。藤田教授說：「不搭電扶梯改走樓梯，或多走一個公車站牌的距離等等，這樣稍微改變一下想法，也能夠增加運動量。」

為了健康，再怎麼強調肌肉的重要性都不為過。可以的話，為了能夠健康、長久地享受飲酒的樂趣，希望各位能夠把肌力訓練也加進來。

為什麼說到健康，就提紅酒？

你曾經聽過「法國悖論」這個詞嗎？所謂的法國悖論是指——法國人的抽菸比率高、對奶油及肉類等動物性脂肪的攝取量也多，但心臟疾病所導致的死亡率卻很低。這是根據法國的雷諾博士等人，於一九九〇年代前半所提出的結果，他們以十萬人為調查對象，進行了乳脂肪（動物性脂肪）及紅酒消費量，與缺血性心臟疾病（心肌梗塞、狹心症）之關聯的調查。

呼應著這樣的說法，在日本，「紅酒的健康效果」也在媒體上被報導，此前一面倒擁護日本酒或燒酒的人，都開始喝起了紅酒來。

紅酒的健康效果，是拜其中富含的多酚（Polyphenols）所賜。多酚在茶類等物當中也有，但紅酒中的含量壓倒性地多。與綠茶相比，紅酒含有多達六倍的多酚。

多酚是種由植物光合作用生成的色素或苦味等成分，是能夠保護身體，避免活性氧導致氧化作用的「抗氧化物質」。多酚有五千種以上，在紅酒裡所含有的代表性物質有花青素（Anthocyanin）、白藜蘆醇（Resveratrol）與單寧（Tannin）等。

葡萄的多酚大多在果皮與種子裡

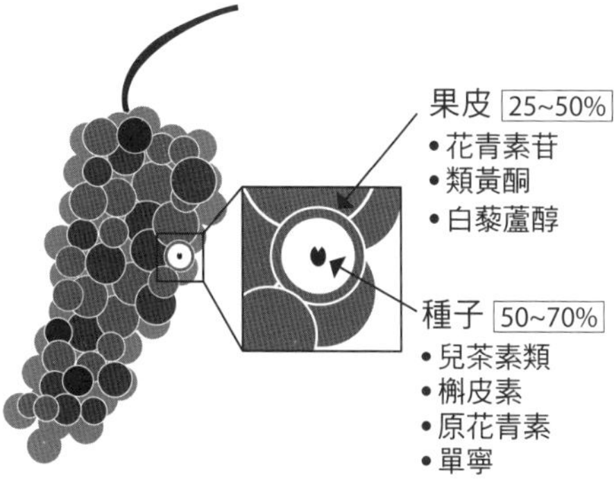

葡萄的果皮與種子裡，含有大量的多酚。而紅酒將果皮、果汁、種子等全數加入發酵，且發酵結束後為了能呈現獨特的顏色與澀味，還會暫時就此浸漬。和去除果皮與種子製作的白葡萄酒相比，紅酒的多酚之所以豐富，受這種釀造法上的差異很大影響。

附帶一提，白葡萄酒中以桶裝儲藏的類型，多酚含量也很多。其中的多酚是由製作木桶所使用的木材移動到酒中的。像加利福尼亞州的白葡萄酒這類，帶有較強木桶香氣的產品，其多酚的含量也都很高。

第6章

酒與免疫力

IMMUNITY AND ALCOHOL

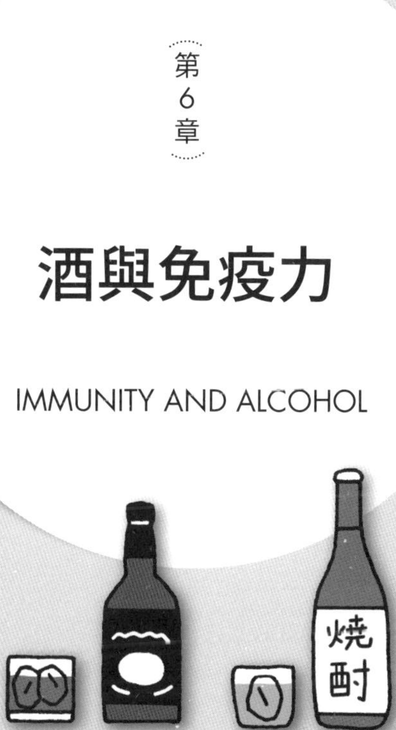

酒精度數高的酒會降低「免疫力」？

帝京大學特聘教授．安部良

酒還是會對免疫力造成壞的影響

打開電視，偶爾可能會聽到這樣的對話：

「喝酒會讓『免疫力』降低啊！」

「沒錯，所以新冠疫情期間，別喝酒比較好！」

從以前開始，就經常聽到「酒精會讓免疫力下降」這樣的說法，而自新冠疫情爆發之後，又更加放大了這個話題。

雖然如此聽說，但我還是懷疑：「這說法是事實的嗎？」在此就要先說說我自己的情況了——我個人是天天飲酒也毫無關係，多年來不但沒得過感冒之類的小病；年過五十連大病、住院等情況都不曾有過。雖然並沒有實際測定過數值，但我想我的免疫力應該是高的才對。正因為有這樣的親身經歷，所以對於「酒精會讓免疫力降低」的說法，我是絲毫都不想相信的。

然而，聽說有研究顯示，酒喝得較多的人，感染新型冠狀病毒時發展成肺炎的風險較高。這表示飲酒量增加，會帶來免疫方面的問題，讓人更容易患上肺炎。

如果此說屬實，那究竟又是什麼樣的機制，使得酒精對免疫力產生了壞的影響呢？在不瞭解免疫機制的情形下，還持續這樣飲酒，總覺得有點怕怕的。為此，我們請教了帝京大學尖端綜合研究機構的特聘教授、專精於免疫學的「安部良」老師。

教授，請問酒精會對免疫力帶來不良的影響嗎？

「是的，酒精對於人類的免疫力會帶來各種各樣的影響。舉個例來說，像**伏特加**這類會讓喉嚨辣辣、**酒精濃度高**的酒類，可能會讓喉嚨的黏膜受損，而黏膜一旦受損，免疫力就會降低。」（安部教授）

怎麼會這樣……。在好酒者當中，著迷於威士忌或伏特加所帶來的那種辣喉刺激感的人可並不少啊。誰知道那種辣感會損傷黏膜、造成免疫功能的問題呢？

而且，沒想到喉嚨的黏膜竟也與免疫功能有關。「免疫」一詞我們經常能夠聽到，但對於它究竟是怎麼樣的機制，其實並不是十分瞭解。能否請教授重新教導我們免疫相關的基本知識呢？

「免疫的『疫』字，所指的是疾病。免除疾病，也就是說——免疫正如其字面意思，代表著能保護身體、避免病原體的防禦系統。」（安部教授）

值得慶幸的是，我們因為有著這種免疫系統，得以防止以新冠病毒為首的各式各樣病原體侵入我們體內，萬一受到了入侵，也能夠加以擊退。免疫相關的防禦反應，可以分成**「三道防線」**。

「對於病毒等病原體，人體是以三道防線來分別擊退的——第一道防線被稱為**『生理屏障』**，會藉由皮膚與黏膜等來防止病原體入侵。萬一遭到入侵，就進入第二道防線**『先天性免疫』**，由巨噬細胞（Macrophage）等吞噬細胞把病原體給吃掉。若這樣還沒法擊退病原體，就會由最後的第三道防線**『後天性免疫』**（適應性免疫），重複以最適合應對該病原體的方式來進行攻擊。」（安部教授）

以免疫功能來保護身體的這個系統，就是由如此高度複雜的機制所構成的。那麼，在這三道防線裡面，哪一個會受到酒精的影響呢？

免疫的三道防線

階段	防線	內容	說明
第一階段	生理屏障	皮膚、黏膜、汗水、眼淚等。	以皮膚或位於鼻子、喉嚨、氣管等處的黏膜，及位於該處的殺菌物質來防止病原體入侵。
第二階段	先天性免疫	巨噬細胞或嗜中性球等吞噬細胞。	以吞噬細胞吃掉侵入體內的病原體，或以殺菌物質將之排除。
第三階段	後天性免疫	T細胞、B細胞、NK細胞等淋巴球。	對突破先天性免疫的病原體，以淋巴球為主體，運用抗體等來加以排除。

「事實上，這三道防線不論何者，都會直接受到酒精的影響。對於人類的免疫功能來說，酒並不是什麼好東西啊！」（安部教授）

真令人震驚……。有誰能告訴我這些都是假的嗎？

免疫系統的三道防線

關於這三道防線，請教授為我們講述各自的詳細機制吧！

「首先，第一道防線的生理屏障，位於身體的各個部位，大致上可以分成三類。其一是眼淚、汗水、唾液、尿液等**『物理性屏障』**。另外，雖然看不見，但在腸道裡的絨毛、氣管內

預防病原體入侵的「自然屏障」有三種類

物理性屏障
- 緊密結合著的上皮細胞。
- 汗水、眼淚、唾液、消化物、尿液的流動。
- 腸管的絨毛及氣管的纖毛的運動。

化學性屏障
- 皮脂（脂肪酸、乳酸、溶菌酶）。
- 黏液（酵素、酸性物質、溶菌酶）。
- 抗菌肽（防禦素）。

微生物學性屏障
- 皮膚及腸的共生菌

的纖毛也都時時在進行把侵入體內的病原體排出體外的運動。在感冒時之所以有痰，就是纖毛活動所導致的。」（安部教授）

聽教授這樣說，瞬間覺得眼淚跟汗水都變得可愛了起來。其他屏障又是如何呢？

「第二種屏障是**『化學性屏障』**。在胃酸等黏液裡所含的酵素或酸性物質、皮脂裡含有的脂肪酸或乳酸、另外還有存在於身體表面的抗菌肽都屬於這一種屏障。」

最後第三種是**「微生物學性屏障」**。「這是指存在於皮膚或腸等處的共生菌。有些人會過度地洗臉；或一得了感冒，稍微有些不舒服就服用抗生素藥物——對這樣的作法我會覺得『實在很浪費』。像我自己，洗臉時就不會洗得太過度。」（安部教授）

染上感冒時，服用醫生處方的抗生素藥物固然好，但也有可能產生拉肚子的情況，這是因為「寶貴的共生菌減少了」的關係。

「年輕人由於生理屏障較為牢固，在對抗病原體方面是很強的。以新冠病毒為例就可以瞭解，年輕世代即使染病了，也比較不容易轉為重症，這可以認為是生理屏障確實發揮效用的緣故。不過這之中存在著個人差異，沒有辦法斷言『因為年輕，不會變成重症』。」（安部教授）

以汗水、胃酸、共生菌等，共同強固守備能力的這個生理屏障。如同先前曾說的，應該要多注意伏特加這類酒精濃度高的酒——因為它們會導致喉嚨黏膜這種生理屏障被損壞。

「為了讓免疫第一道防線的生理屏障黏膜不受損傷，避開會讓喉嚨刺辣、酒精濃度高的酒類會比較好。如果真的想喝的話，建議加入氣泡水或水，稀釋之後再飲用。」（安部教授）

從免疫的角度來說，也請多考慮一下關於高酒精濃度酒類的飲用方式吧！

酒會讓免疫機能低落的可怕機制

帝京大學特聘教授・安部良

喝酒會讓巨噬細胞變「混亂」

像伏特加這類會辣喉的高酒精濃度酒類，損傷了喉嚨的黏膜後，結果就可能會導致「免疫力」低落。

稍早我們已從專精於免疫學的帝京大學特聘教授「安部良」教授那邊，得知了如此令人驚恐的內容。

人的免疫系統的防禦反應有三道防線，喉嚨的黏膜是與皮膚等處，同樣屬於第一道防線的「生理屏障」，是用來防止病毒等病原體入侵的。

皮膚或黏膜只要稍微有損傷或太乾燥，病原體就會突破生理屏障侵入到人體內。由於高酒精濃度的酒類會損傷喉嚨的黏膜，如果要喝，希望能夠以水或氣泡水加以稀釋後再飲用。

事實上，第二道防線**「先天性免疫」**與最後的第三道防線**「後天性免疫」**，也同樣會受到酒精的影響。關於其機制，接下來就請安部教授為我們繼續解說。

教授，請問若病原體突破了第一道防線的「生理屏障」，接下來會怎麼樣呢？

「接下來第二道防線『先天性免疫』，會試圖把病原體給除掉。在這個階段發揮強大作用的，是被稱為**『巨噬細胞』**、能夠把病原體給吃掉的一種吞噬細胞。巨噬細胞不僅會把病原體吞入體內讓其死滅，還會散播一種名為**『細胞激素』**的物質。這種細胞激素，會從血管內呼喚來以**嗜中性球**（白血球的一種）為首的援軍們。」（安部教授）

在這樣的先天性免疫作用之下，就會帶來伴隨發熱與腫脹的「發炎症狀」。

「出現發炎症狀時，從結果來說，病原體會減弱。比較容易理解的說法是——當感冒的時候，喉嚨會腫、會流鼻水吧？這其實就是喉嚨或鼻子出現了發炎症狀，正在藉著先天性免疫系統的力量想要擊退病原體。因此，先不論過往曾經罹患疾病或高齡者的例子，年輕人在先天性免疫好不容易發揮作用的時候，因稍有些喉嚨痛就服藥，我覺得是很浪費的。」（安部教授）

根據安部教授的說法，酒精會對巨噬細胞這種吞噬細胞造成傷害。

由「先天性免疫」引起的發炎反應

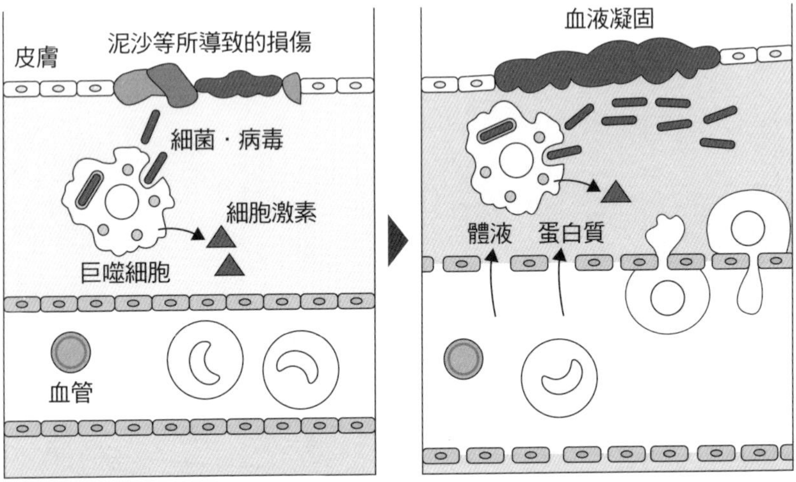

先天性免疫會由巨噬細胞將入侵體內的病原體吞噬，使其滅絕。而所釋出的細胞激素會呼喚援軍前來，其結果將導致該部位產生發炎症狀。本圖是以病原體從皮膚傷口處入侵為例。

「酒精會直接對巨噬細胞產生抑制作用，使其混亂、功能降低。尤其越是長時間慢慢飲酒，這種作用就越有變強的傾向。」（安部教授）

從飲酒者的角度來說，看到這裡就已經覺得有些可怕了，但除此之外，還有其他應該要知道的：「當感染如新冠病毒這類病毒時，細胞激素的其中一種『第一型干擾素』（IFN-I）也會受到影響。第一型干擾素有著能對被病毒感染了的細胞，活化其防禦機構之作用，但酒精被認為會抑制第一型干擾素的產生。」（安部教授）

在受到新型冠狀病毒威脅而紛擾不休的現況下，想到連能夠從病毒手中保護我們的第一型干擾素都會受到酒精影響，我拿著酒杯的手不禁怕到停了下來（淚）。

後天性免疫是「最後的堡壘」

那可說是「最後堡壘」的第三防線免疫系統又是如何呢？

「當連先天性免疫都無法擊退病原體的時候，此時發揮作用的，就是可以稱為免疫系統最終武器的『後天性免疫』了。它不像巨噬細胞一樣是會經常在體內巡邏的類型，也因此，與感染病原體數小時後就會開始活化的先天性免疫相比，後天性免疫要開始活化，會有幾天的延遲期間。」（安部教授）

正因為是最終武器，這種系統真的是很巧妙而且強力。

「首先，在先天性免疫系統裡發揮作用的**樹突細胞**（Dendritic Cells, DC）掌握住病原體的資料後，會傳遞給淋巴球當中的**T細胞**。樹突細胞就像是『間諜』般的存在，而接收到病原體資訊的T細胞，為了做出適合針對該病原體的攻擊，會在各種細胞裡

發揮作用。這些細胞當中，有種很優秀的**B細胞**，會製造出攻擊病原體的**『抗體』**來。」（安部教授）

與先天性免疫差異較大之處在於，後天性免疫有著**「免疫記憶」**（Immunological Memory）。「所謂的免疫記憶，簡單來說就是，對感染過一次的傳染病便不容易再患上，或者即使患上了，也只是輕症而已。」（安部教授）

樹突細胞是間諜、T細胞是指揮官、B細胞則負責製造攻擊用的飛彈。原來在我們看不見的地方，存在著守衛我們身體的優秀系統啊。如果是這麼複雜且優良的系統，總覺得「對酒精這種程度的東西應該毫不在乎吧？」但事實似乎並非如此。

「在先天性免疫的階段，當巨噬細胞等的作用受到酒精抑制後，扮演間諜的樹突細胞之作用也會變差。另外也有動物實驗的資料顯示，T細胞及B細胞等淋巴球，也是會受到酒精的某些影響的。」（安部教授）

原來如此，就連有T細胞與B細胞在工作的優良免疫系統也一樣，逃不過酒精的影響啊。

很遺憾地，我們已經知道免疫功能防禦系統的三道防線，全都會受到酒精的不良影響。在像新冠疫情這樣傳染病流行的時期，飲酒要比平常更加收斂一些或許會更好吧。

誠如第二三九頁所述，亦有報告顯示，有飲酒習慣的人在接種新型冠狀病毒的疫苗時，「抗體效價」的增幅也會變得比較低。

放縱慾望、飲酒過度而讓免疫力降低，進而感染病毒，那就得不償失了。

即使只是為了不讓最喜歡的酒變成反派角色，在新冠疫情中也應該重新檢視飲酒的方式、別讓自己的免疫功能低落。希望當雨過天青、疫情過去，能夠像過去一樣自由地飲酒時，大家都可以開心地享受。

更深刻的二次性影響

帝京大學特聘教授・安部良

酒精帶來的「二次性影響」是？

酒精對於人體的免疫功能，會造成各式各樣的不良影響。

雖然我心裡想著「真希望這只是謠傳」，但令人悲傷的是，我們已經求證得知，這是真的了。

我們的身體，有一個能夠預防病原體侵害身體、非常健全的免疫系統。雖是由「生理屏障」、「先天性免疫」、「後天性免疫」等三道防線構成，但不論在哪個階段，酒精都會直接對免疫系統帶來不良的影響。

例如：會辣喉的高酒精濃度酒類，會損傷生理屏障中的喉嚨黏膜，讓免疫功能低落；而在先天性免疫階段活躍、能吃掉病原體的巨噬細胞，也會因為酒精而變得混亂且功能低落；還有動物實驗顯示，後天性免疫階段中發揮作用的T細胞及B細胞等淋巴球，同樣會受到來自酒精的影響。

然而，依據帝京大學特聘教授、專精於免疫學的「安部良」教授所言，讓人害怕的不僅僅是酒精的直接影響：「酒精與許多種疾病都有關聯，由此**對免疫系統所產生的二次性影響**，有可能會更加嚴重。」

這究竟是什麼意思呢？

「此處所說的二次性壞處，用比較容易理解的說法就是，因慢性過量飲酒或下酒菜吃太多而導致罹患**糖尿病**或**動脈硬化**等**生活習慣病**的風險上升，或者肝功能變差，進而對免疫系統帶來不良的影響。」（安部教授）

的確，飲酒過量時，酒精雖然對免疫系統會產生直接的不良影響，但這也只是暫時性的，就像宿醉會恢復，免疫系統的情況也會陸續恢復正常。然而相對地，因長年飲酒而罹患生活習慣病，就會演變成慢性的免疫功能低落。

飲酒過度會誘發糖尿病、高血壓、動脈硬化、肝功能低落、癌症等問題。罹患這些疾病的人免疫功能會變差，再加上新型冠狀病毒感染症擴散的情況，可以說是直接增加

酒精帶給免疫的「二次性」影響

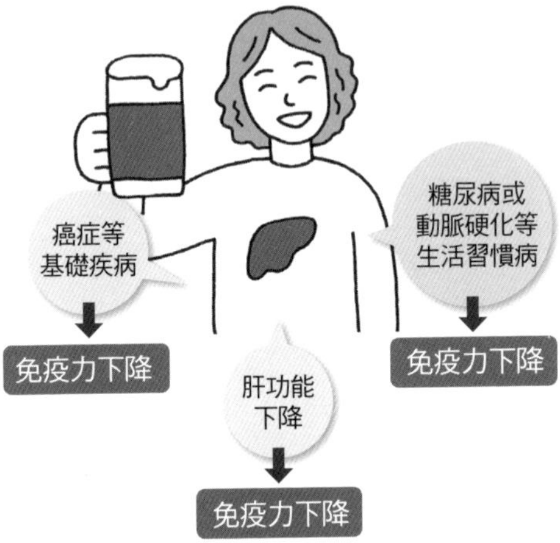

了風險。那麼究竟，這些疾病是如何去影響到免疫系統的呢？

「可以想見的，就是『**血流**』了。糖尿病會因為高血糖而使得血液變濃稠；動脈硬化會讓血管變硬、讓血液流動變差。當血液流動不佳，所需的免疫細胞就可能無法到達身體裡有需要的部位了。」（安部教授）

不論是多麼優良的免疫系統，竟然都還有「血流」這樣的弱點存在啊……。近年來，血管年齡的重要性已被提出呼籲，看來血管的狀態及血流，對免疫功能似乎也有很大的影響。

話說回來，肝功能低落的影響狀況又

是如何呢？

「酒精在肝臟代謝過程中，會產生乙醛。若持續大量飲酒，將導致肝臟無法完全分解乙醛，接著乙醛就會攻擊肝臟的細胞，使得肝功能變差，免疫功能也因此降低。」（安部教授）

將透過飲食獲取的營養成分，轉化為身體容易運用的形式，以供應必要的需求——這就是肝臟扮演的角色。當這個機能變差時，免疫細胞及抗體等免疫系統所必須的要素就會有所不足。

另外，代謝酒精、藥物、於人體內製成的氨等有害物質，也是肝臟的工作之一。這類會讓人體運作變得不順的有害物質一旦累積起來，就很有可能對免疫細胞的機能也造成不良影響。

「更糟的是，萬一患上糖尿病或動脈硬化，會連**心臟**的運作都變差。心臟是把血液送往全身的幫浦，若心臟的運作變差了，各式各樣的問題就會出現在身體各處，而血液流動也會變得不良，這將更進一步地對免疫功能產生影響。」（安部教授）

不傷免疫系統，如何「有分寸地喝」？

話題進展至今，全都是些讓好酒者聽了很痛苦的內容啊……。

如果不想讓免疫力變差，就要先避開會讓糖尿病或動脈硬化罹患風險升高的飲酒方式才行——我們對這一點已經很瞭解了。但是要「完全不喝」，對好酒者來說反倒是一種壓力。有沒有什麼好方法呢？

「如你所說的，對喜歡喝酒的人而言，完全不喝酒反而會造成壓力。由於壓力對於免疫系統也會帶來不良的影響，所以建議改為在飲用方式上下點功夫會比較好。為防止對免疫第一道防線『生理屏障』中的黏膜造成損傷，建議避開會辣喉的高酒精濃度酒類，或者是加入氣泡水或水稀釋後再飲用。另外，若不想讓罹患生活習慣病或癌症等疾病的風險上升，就別飲酒過量，也請排出肝臟休息日來。」（安部教授）

為了不生病，當然希望能夠避免「大量飲酒」的習慣。至於適量的標準，大約是純酒精量每天二〇公克，即日本酒一合、啤酒中瓶一瓶、紅酒兩杯。除此之外，安部教授還給出了進一步的建議。

「因為新冠疫情，在家飲酒的人應該增加了不少，我認為可以藉著這個契機，來更新自己的飲酒方式。首先，別把酒當做消除壓力的工具。若你是為了消除壓力而飲酒，那麼不管再怎麼做飲酒量都會增加。請藉由運動、酒類以外的其他事物來消除壓力吧！」（安部教授）

發布緊急事態宣言期間，在家喝酒的人增加了，酒量增加得比以往更多的人應該也不在少數。另外，隨著生活型態的變化，壓力變大進而開始飲酒的人恐怕也不少。不過，由於不用進公司上班讓可以自由運用的時間增加了，也常聽到有人會開始慢跑或步行等比較正面的變化。

運動不僅能夠代替酒精做為消除壓力的工具，對於提升免疫機能也很有效。

「的確如此。但還是要控制在適度範圍內才好喔。要是把運動變成了一種『義務』，反而會給自己造成壓力，另外也有資料顯示，激烈的運動會導致免疫力下降。」（安部教授）

這麼說來，確實曾經聽過「運動員容易感冒」這種說法，一般認為是以下因素造成：「激烈的運動會帶給身體壓力，讓**皮質醇**（Cortisol）這種壓力賀爾蒙被分泌出來，而這種賀爾蒙會抑制免疫機能。」

「以適合自己的步調持續進行適度的運動，對於免疫功能來說是好事。簡單的步行、以爬樓梯來代替搭電梯等，這樣的程度其實就已經足夠了。動作和緩的瑜珈也很好，我自己也想要做看看。」（安部教授）

不是只有激烈到會滿身大汗的運動才叫運動。總而言之，「能夠持續下去」是很重要的。

安部教授還進一步地，告訴我們在生活層面上應該要留意的重點。

「比起淋浴，不怎麼熱、約攝氏三八～四〇度的浸浴，更有助於消除壓力及促進血液流動。充足的睡眠同樣是不可少的。不過，想為了睡得更好而在**睡前飲酒**，其實會帶來反效果。因為酒精有著會讓睡眠變淺的作用。」（安部教授）

接著就是我等喝酒之人會在意的餐飲（下酒菜）部分了。教授，請問為了免疫，有沒有什麼東西是應該要吃的呢？

「不建議都只吃任何一種食品，盡可能從富含蛋白質、醣類、脂質、維生素、礦物質、食物纖維等營養的多種食品當中，均衡地攝取才好。對於飲酒者來說可能有點嚴苛，但鹽漬物等由於會導致高血壓或動脈硬化，請記得要吃得清淡些。」（安部教授）

據說人體每天會有三～五％的免疫細胞死亡。為了製造新的免疫細胞，充分的營養是必需的。

另外安部教授還說：「為了避免會帶來生活習慣病的肥胖，也要嚴格禁止吃得太過量。」

再更進一步來說，吸菸會抑制血液流動，也應該加以節制才好。

喝酒者要安排肝臟休息日、遵守適量標準、飲食八分飽且營養均衡、做適度運動來消除壓力、好好地睡。可能乍聽會覺得這些都是很理所當然的事，但這些確實都是為了免疫力應該養成的良好生活習慣。

經常喝酒的人不容易感冒？

池袋大谷診所院長・大谷義夫

熟悉又陌生的「感冒」這種病

打從新冠疫情爆發以來，與「免疫力」相關的議題獲得了越來越多的注意。免疫功能降低，感染的疾病演變成重症的風險就會提高。而平時就大量飲酒的人，其免疫功能很可能已經因為酒精而受到了不良的影響，所以建議喜歡飲酒的人，還是重新檢視一下自己的飲酒量會比較好。

不過，單以最接近我們的疾病「感冒」來說，情況似乎又不是那麼一回事。令人有點難以想像的是——在我身邊的好酒者們，明明喝了那麼多的酒，卻意外地不少人都跟感冒沒什麼緣分。

其實我也是其中的一員，近年來還不曾因為感冒而需要臥床休息。即使自覺「啊？好像感冒了？」的時候，狀況也不曾急速變差，僅僅只是身體狀態稍微不適而已。該不會真的有「喝酒不容易感冒」這件事吧？雖然我自己是這樣覺得的，但實際上究竟是否如此呢？

我們請教了呼吸道疾病的專家、池袋大谷診所的「大谷義夫」院長。請問醫師，感冒究竟是怎麼樣的一種疾病呢？

「它是急性上呼吸道感染症的一種，稱做感冒（Common Cold）。專業定義是『因各種病毒導致流鼻水或鼻塞等上呼吸道發炎症狀，會自然緩解的症候群』。」（大谷醫師）

上呼吸道是指呼吸系統中從鼻子到喉嚨，但還未到氣管與支氣管的部分。這些部位出現的喉嚨痛、咳嗽、流鼻水、鼻塞等症狀，就稱為上呼吸道感染。感冒時這類症狀通常會維持三～七天、久約兩星期左右便會自然地痊癒。

由於感冒不需要特別治療也能自然恢復，所以有些人會輕忽地認為「不過就是個小感冒」，但大谷醫師提醒大家要注意：「當發炎症狀超出上呼吸道、發展到支氣管時，就會變成支氣管炎；發炎到到肺部時，就會變成肺炎。」

大谷醫師告訴我們：「感冒的原因，整體來說幾乎八〇～九〇％都是病毒，而剩下的一〇～二〇％則是細菌引起的。常聽到有人在感冒時會說：『為防萬一先服用抗生素藥物吧！』但事實上，抗生素是用來殺細菌的藥物，開抗生素藥物來治療感冒，除了『以防萬一』之外什麼用處都沒有。如今，在感冒時不使用非必要的抗生素藥物，已經是常識了」。

那麼具體來說，感冒跟什麼樣的病毒有關係呢？

「一般認為能導致感冒的病毒有**兩百種**以上。最主要的是在春季與秋季發威的**鼻病毒**（Rhinovirus），約三〇～四〇％的感冒都跟這種病毒有關係。它正如其名，會導致鼻塞或喉嚨的發炎症狀。在冬季容易流行的是**冠狀病毒**（Coronavirus），除了鼻子、喉嚨的症狀以外，也會伴隨著發燒，一般認為，感冒有約一〇％是冠狀病毒所導致的。這次的新型冠狀病毒，也屬於它們的一種。」（大谷醫師）

沒想到導致感冒的病毒竟然有兩百種以上啊。

「另外，雖然感冒還有著各種不同的分類，但其中有種會導致上呼吸道感染的可怕病毒，就是**流行性感冒病毒**（Influenza Virus）。流感病毒分為A型、B型與C型。A型與B型會帶來大流行，導致重症化；C型則症狀較輕，與一般感冒沒有什麼區別，

較不會造成問題。」（大谷醫師）

得到流行性感冒之後，免疫力降低、發展成肺炎的情況並不少見。大谷醫師表示：

「高齡者的肺炎併發率尤其高，但其實不僅高齡者，所有年齡層的人都不能輕忽這種疾病。」

「喝酒頻率」與感冒罹患率

在瞭解感冒相關的基本事項後，接下來就要進入主題了。是否容易感冒與飲酒之間，究竟存在著什麼關係呢？

「研究有關飲酒與感冒之關係的論文，在歐洲與日本合計共有三篇。」（大谷醫師）

最早的論文，一九九三年發表於英國。以三百九十位健康的人為對象，將鼻病毒或冠狀病毒投入鼻腔內，調查之後的感冒發病及經過*1。同時，也調查了抽菸、飲酒與社會心理壓力等因素的影響。

「其結果顯示，不論投入的病毒種類為何者，不抽菸的人與每天飲酒量較多的人，

飲酒量與感冒發病率的關係（英國研究）

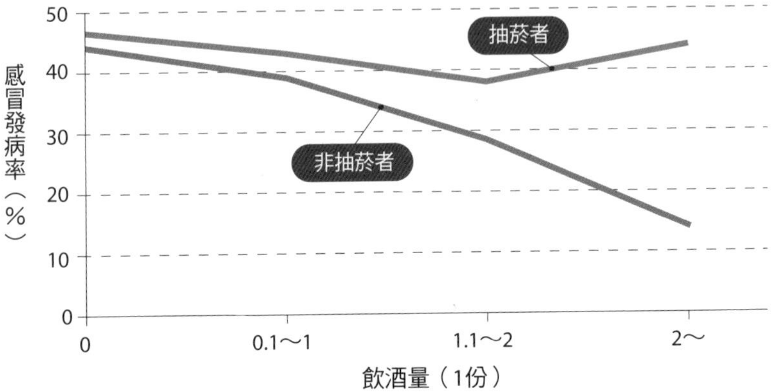

以390名健康的人為對象，將感冒病毒投入鼻腔中，調查其後感冒症狀的發生及經過所得的結果。非抽菸者中，酒精的攝取量越多，感冒的發病率就越低。（出處：Am J Public Health. 1993;83:1277-83.）

發病率都比較低。」（大谷醫師）

上方圖表中的飲酒量「一份」，約略為一杯紅酒的量。與飲酒量為零的人感冒發病率約四五％相比，飲酒量每日為「一・一～二份」的人發病率約為三○％；飲酒量「二份以上」的發病率則約為一五％。

其次，一份以西班牙國內五所大學教職員四千二百七十二人為對象，持續追蹤十年的世代研究，對感冒發病與日常生活中酒精飲料的種類、飲酒頻率、飲酒量等之間的關係進行了調查*2。

「根據調查，教職員四千二百七十二人中，每人平均每年會感冒一・四次。

葡萄酒的飲用量與感冒發病風險（西班牙研究：非抽菸者）

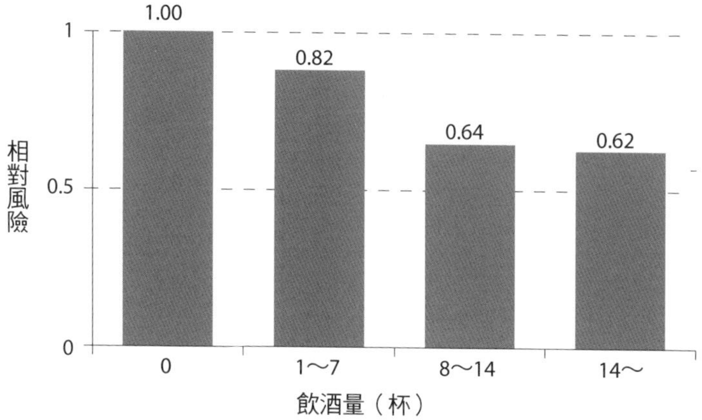

於10年間追蹤西班牙大學的教職員4,272人所進行的世代研究結果。葡萄酒（紅白酒均含）的攝取量（杯）越多的人，感冒的發病風險就越低。（出處：Am J Epidemiol. 2002:155;853-8.）

其中在不抽菸的群組裡，每週喝『葡萄酒（紅白酒均含）』十四杯以上的人，發病的風險約只有『不喝酒』的人的六〇％」（大谷醫師）

西班牙的研究結果也顯示出，經常喝酒的人比較不容易感冒。但這是飲用葡萄酒的情形——尤其是紅酒的效果會更好。

「因此，我們可以從『紅酒中富含的多酚的抗氧化作用，是否能夠抑制病毒增生？』的角度，來探討這篇論文。」（大谷醫師）

第三份研究，是日本東北大學進行的世代研究「仙台批發業者研究」。這項

飲酒頻率與罹患感冒風險的關係（日本研究）

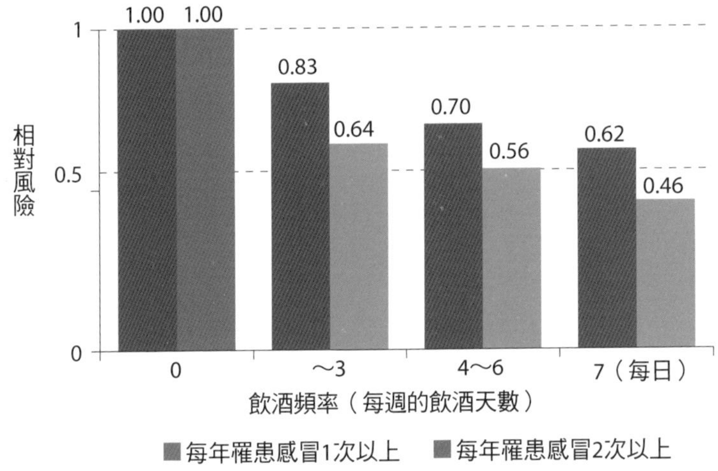

以899人為對象，就生活習慣與罹患感冒間之關係調查後的結果。最不容易罹患感冒的，是每天都飲酒的人。（出處：BMC Public Health. 2012;12:987.）

研究以八百九十九名中年勞動者為對象，針對過去一年間罹患感冒的頻率、生活習慣，以及生活習慣與罹患感冒間的關聯，進行調查[*3]。在這份研究中也同樣顯示，隨著飲酒頻率越高，罹患感冒的風險就越少。

「研究所得出的結果是，最不容易感冒的是『每天喝酒的人』；其次是『每週喝四～六次』；接著是『每週三次以下』。飲酒的頻率越高，就越不容易感冒，換句話說，他們得出了『飲酒次數多，對於預防感冒很可能是有效的』這個結果。」（大谷醫師）

西班牙的研究對於紅酒中所含的多酚是否與抑制感冒有關做了調查；但在日本東北大學的研究中，實驗對象們所飲用的主要是啤酒或燒酒。「根據這邊的研究，可以推測或許為『酒精讓身體某些部位體溫上升』所造成的影響。」（大谷醫師）。

鼻病毒這種代表性的感冒病毒，若處在攝氏三七度以上的環境，便難以增殖。因此很可能是酒精的擴張血管作用，讓鼻病毒主要感染的部位「鼻子」溫度上升，而妨礙了病毒的增殖。

在聽到飲酒頻率高的人比較不容易感冒，而感到欣喜時，大谷醫師繼續說了這樣的事：「事實上，從開始診斷新型冠狀病毒感染症的患者以來，我自己就不再喝酒了。之所以如此，是因為有研究顯示，越常飲酒的人，在接種新型冠狀病毒的疫苗後，代表其效力的**『抗體效價』**數值就越不容易提升。因為要診察許多可能罹患新型冠狀病毒的患者，我自己可不能感染啊。為此，我決定現在就不喝酒了。」（大谷醫師）

沒想到竟然還有這樣的研究，希望大家也要多加留意，別以預防感冒的藉口故意飲酒啊！

IMMUNITY AND ALCOHOL

有喝酒習慣，不利於預防新冠肺炎？

池袋大谷診所院長．大谷義夫

喝酒的人「抗體效價」不容易提升？

前面小節裡我們提到有研究顯示，飲酒頻繁的人罹患感冒的機率比較低。

聽到時忍不住覺得：「好！為了預防感冒就來喝酒吧！」但池袋大谷診所的呼吸道內科醫師「大谷義夫」院長立刻指出：「這是本末倒置的做法啊，喝得太多就沒意義了。」

同樣地，原本就沒有飲酒習慣，或是不太能喝酒的人，若為了要預防感冒就喝酒，也是不好的。

大谷醫師之所以認為，沒有必要為了預防感冒而特意去喝酒，其理由之一就是接種新型冠狀病毒疫苗後的「抗體效價」問題。

酒精攝取量與社區型肺炎的風險

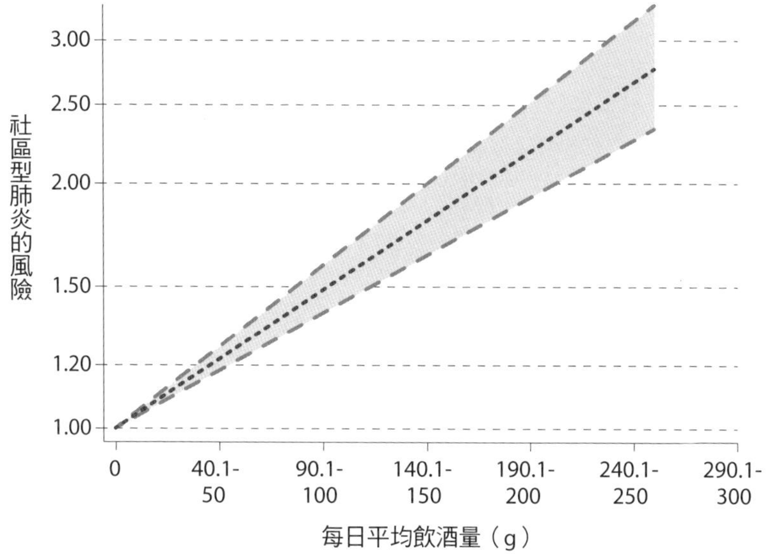

每天平均的酒精攝取量每增加10~20g，社區型肺炎的風險就會增加8%。（出處：BMJ Open. 2018; 8(8): e022344.）

根據國際醫療福祉大學，以約一千人為對象，調查接種第三劑新型冠狀病毒疫苗後的「中和抗體效價」之結果，發現習慣性飲酒的人，抗體效價低了約一五%[4]。若考慮到這一點，確實可以說飲酒有很高機率會對免疫力帶來負面的影響。

在其他與新型冠狀病毒有關的主題裡，也有研究[5]顯示，酒喝得多的人，患上肺炎的風險也會比較高。根據這一點，將一九八五～二〇一七年間發表的十四篇論文資料整合分析過後發現，每天的平均酒精攝取量每增加一〇～二〇公克，罹患社區型肺炎的風險就會上升八％。附帶一提，社區型肺炎指的是在醫院以外，於日常生活中所罹患的肺炎。

另外，也有研究*6顯示，慢性的高酒精攝取，會讓因肺炎等因素導致重度呼吸衰竭的疾病「急性呼吸窘迫症候群」（Acute Respiratory Distress Syndrome,ARDS）風險增加到一．八九倍。急性呼吸窘迫症候群的風險一高，若還感染上新型冠狀病毒，那急遽出現呼吸衰竭的風險，就很高了。

染上感冒後更應留意感染新冠病毒

據大谷醫師的說法，想要避免感染新型冠狀病毒，第一步就是要注意預防感冒。

「我至今為止診察了許多疑似罹患新冠病毒的患者，也都實際進行了ＰＣＲ檢查。當我仔細詢問呈陽性的患者之後，發現他們被感染時，很有可能都是處於『好像感冒了』的情況之中。」（大谷醫師）

剛罹患感冒時，體力會變差、對病原體的抵抗力也會降低。像這樣的時刻，如果暴露在含有新型冠狀病毒的飛沫當中，被感染的機率就會增高。相反地，如果做好對感冒的預防，身體狀況變差的機會就會減少，從結果來說也等於是做好了對新型冠狀病毒的預防工作。

「感冒是離我們最近的疾病。咳嗽、喉嚨痛、輕微發燒，雖然身體會覺得有些不舒服，但大概幾天內就會好轉。不過，如果因此輕忽，覺得『這不過就是個小感冒』，感冒了也不讓身體休息，隨便吃個感冒成藥就去上班、遊玩，那接下來感染到的，很可能就是新型冠狀病毒了。」（大谷醫師）

現在，我們已經知道預防感冒的重要性了。儘管有研究顯示頻繁飲酒的人感冒機率會下降，但不能為了要預防感冒而去依賴酒精，必須要靠其他的方法來預防感冒才行。

「想預防感冒，要保持生活規律正常、留意飲食營養均衡、確實洗手等等，這些基本事項的積累、重複，比什麼都要緊。在新冠疫情下我們都養成了這些習慣，例如：外出時會確實戴上口罩、仔細地洗手、用酒精消毒等等，這些事當然也有助於預防感冒。」（大谷醫師）

根據大谷醫師所說，由於感冒是很平常的疾病，照理說我們應該都很瞭解預防感冒的對策才對，然而實際上，卻往往很有可能被錯誤的常識給帶偏了。

「甚至連醫師，也有依靠過往知識與做法來診斷感冒的傾向存在。事實上近年來，也有些研究是關於感冒的新發現。藉這次的機會，就來檢視更新一下關於感冒的常識吧！」（大谷醫師）

下面是醫師告訴我們的四個容易搞錯的感冒預防知識。

①漱口水對預防感冒有效↓NO

想預防感冒應該怎麼漱口才好呢？雖說印象中使用「漱口水」可以更有效地預防感冒，但這其實是錯的。

京都大學健康科學中心的一項研究，將三百八十七名實驗對象分成外出後「不漱口的人」、「只用水漱口的人」、「以市售漱口水漱口的人」三個群組，如此進行兩個月來做比較。結果顯示，只用水漱口，才最不容易罹患感冒。

「不過，漱口水有著能清潔口腔的效果，所以如果已經感冒了，用漱口水來漱口，對於恢復是有幫助的。請記得，預防感冒要用『水』漱口，感冒後再用『漱口水』漱口

就可以了。」（大谷醫師）

②感冒之後別洗澡會比較好↓NO

也有很多人說：「感冒後別洗澡，總之只要保持身體溫暖睡覺就行了。」但這其實是錯的。

這則常識，是在家裡沒有浴室，平常都要到澡堂洗澡的情況下才適用的。這是因為若在感冒時到澡堂去洗澡，在回家的路上身體就已經冷掉了。

「只要在家裡泡澡或淋浴之後馬上躺回床上，就不用擔心身體變冷了。洗澡能夠洗去汗水，讓人覺得清爽，也可以保持身體的清潔。在發高燒時，如果身體不會太難受，洗個澡也沒有關係。」（大谷醫師）

③感冒時應該早點服用退燒藥↓NO

「發現發燒，吃個退燒藥就去上班了」有這種經驗的人應該很多吧。

「如果有無論如何都無法休息的重要工作時，服用退燒藥暫時讓體溫下降是無妨。

但假使連續多次使用退燒藥，對於身體的負擔很大，不建議這樣做。」（大谷醫師）

病毒入侵的時候，身體會活化免疫能力來擊退病毒。換言之，發燒就表示身體正處在努力要擊退病毒的狀態當中，此時胡亂使用退燒藥讓熱度下降並非好事。

不過，當體溫超過攝氏四一度，就反而會讓免疫作用變差。體溫上升到這種程度時，從免疫的觀點來看，服用退燒藥是好的做法。

④感冒時止咳藥有效→NO

咳嗽時，病毒會四散出來，而且在外也會在意周圍人的眼光——這時總會想要靠止咳藥來改善。然而，咳嗽其實是為了把進入氣管的病毒給逐出的防禦反應。就跟退燒藥一樣，別盲目地想著要止咳會比較好。

「雖說會咳嗽，但不建議重複服用止咳藥物。」（大谷醫師）

氣管內側的上皮細胞上有著纖毛，該處分泌的黏液，可以將病毒等異物給包裹起來——這就是痰，會經由咳嗽排出體外。

大谷醫師表示，比起使用止咳藥，以能夠消除痰的藥物（化痰藥）來讓痰排出、減輕咳嗽會是比較好的方式。

另外，有時因為咳嗽我們會覺得自己感冒了，但事實上也很有可能是其他的疾病。「鼻竇炎或過敏性鼻炎導致的鼻涕倒流與逆流性食道炎，也會造成久咳。當你持續咳嗽三週以上，就很有可能是氣喘、結核病或肺癌等疾病，請找醫師接受診察。」（大谷醫師）

對於久咳的情況，還請多加注意。

為什麼喝完酒後泡澡很危險？

某個寒冷的冬日裡，我在酒醉的狀況下泡了個熱水澡，因而有了一次感受到「生命危險」的體驗。

感覺到異狀，是在我浸入浴缸裡大約五分鐘之後的事。我的頭突然發熱了起來，接著產生了很強的心悸感。當我急著想從浴缸裡出來、慌忙站起身時，開始覺得暈眩——這就是常說的「熱休克」（Heat Shock）狀態。

熱休克與「血壓的變動」有很大的關聯。變動的幅度越大，就越容易陷入危險狀態。原本人的血壓就會隨著氣溫而變動，當氣溫高時，血壓會下降；寒冷時，血壓會上升。因此，在寒冷的冬天入浴，會讓血壓的升降變得很大，而熱休克的風險也就隨之升高了。

尤其是高齡、平常就有高血壓情形的人，隨著動脈硬化的進展，血管因為受損而變脆，會難以應付急遽的血壓變動。發生心肌梗塞、腦梗塞或腦出血等危急症狀的危險性也會升高。

每天平均的酒精攝取量與血壓的關係

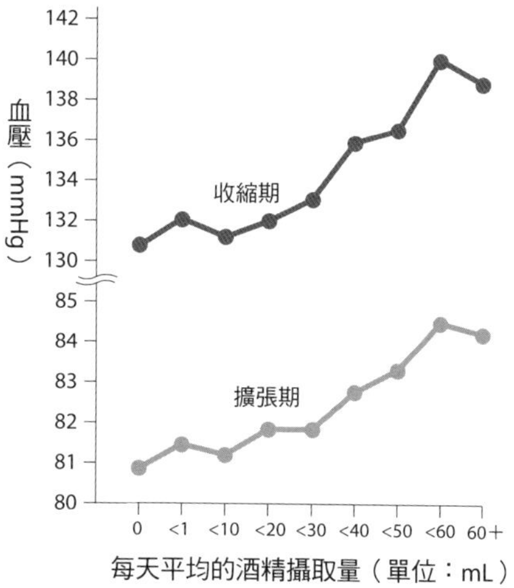

酒精的攝取量越多，血壓就越高。另外，啤酒1大瓶或紅酒2杯約相當於酒精30mL。（出處：Circulation.1989;80:609.）

另一方面，因為酒精會暫時讓血壓下降，飲酒後入浴，血壓的升降變化幅度就有變得更大的危險性。喝過酒，再加上在寒冷的季節入浴，便更加危險了。而且喝酒之後，因為酒精會使得意識變朦朧，對危機的處理能力降低，如此一來，危險程度就會更高了。

因此，喝完酒之後不該馬上入浴，等酒精完全代謝了再入浴會比較好。若無論如何都想在當天讓自己清爽一些的話，至少別泡澡，以微溫的淋浴來取代會安全些。

附帶一提，酒精雖能暫時性地讓血壓下降，但並非飲酒對血壓就是好的。事實恰恰相反，越常喝酒的人血壓就越有偏高的傾向*7。有研究結果顯示，每天平均的酒精攝取量，會與血壓呈等比例升高。如果你在意血壓，就也得注意飲酒的量了。

第7章

酒精成癮的風險

RISK OF ALCOHOLISM

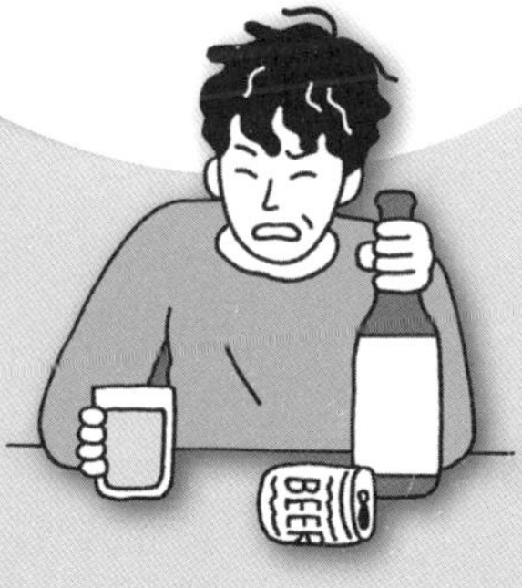

醫師教你戒酒、減酒的竅門

東京酒精醫療綜合中心・垣渕洋一

認識「飲酒的缺點」

以這次的新冠疫情為契機，重新檢視自身飲酒方式，試著「戒酒」完全不喝的人，以及「節酒」減少飲酒量的人都增加了。東京酒精醫療綜合中心的中心主任，同時也是《想到「差不多該戒酒了吧」時的讀本》的作者「垣渕洋一」醫師指出：「在日本人裡，原本就不太能喝酒的人有著相當的比例。由於新冠疫情讓『陪著別人喝一些』的情況消失了，也有不少這種人都乾脆就戒掉或是完全不喝了。」

不能在外頭喝酒這件事，應該有讓某些人察覺到「其實自己好像也不是非那樣喝酒不可」。可以想像，由於不喝酒之後身體的狀況變好、健康檢查的結果也更好了，肯定會有人覺得「那就不喝酒了吧」。

不過，像我們這些好酒者，是不會因為新冠疫情就完全不喝酒的，因為「雖然知道，可就是戒不掉啊」。

垣渕醫師建議，可以嘗試做調查酒精成癮風險的「AUDIT」測試，若結果不好，可能要考慮戒酒或節酒（參照第九一頁）。AUDIT的結果以〇~四十分來呈現，七分以下是「沒有問題的飲酒方式」、八~十四分是「有害性飲酒」、十五分以上是「危險性飲酒」、二十分以上是「需盡快接受治療」。附帶一提，我自己是十二分。

「那些沒辦法戒掉酒的人，往往都對於飲酒的缺點認識得還不夠清楚。日本有句俗語說『酒為百藥之長』，到現在還有人相信這個說法，光從這點來看，就足以看出人們與酒相關的認知實在是太淺薄了。首先，我們要瞭解酒並不是一種『**嗜好品**』，而是會對腦部及身體產生影響的『**藥物**』。一個在普通獼猴身上進行的藥物成癮比較實驗裡，顯示酒精與嗎啡有著同等的成癮性。」（垣渕醫師）

嗎啡是需要在醫師指示下使用的藥物。人們即便聽到酒與之「有同等成癮性」，卻依然容易因為「酒在便利商店也能買得到」而不自覺地輕忽。飲酒時的欣快感，更讓這種危險性在瞬間就被忘記了。

「這種欣快感，是酒所引出的多巴胺所做的好事。多巴胺是存在於中樞神經系統的神經傳導物質，是帶來幸福感的快樂物質。即便少量的酒，也能很有效率地促進多巴胺的分泌。另外，當飲酒成為習慣，更習慣了多巴胺所帶來的快感之後，不只喝酒時，光是想到『今天晚上有酒攤』，都會讓多巴胺反射性地被分泌出來。」（垣渕醫師）

確實，每當我想到「今晚有酒攤」，那天從早上開始心情就會很雀躍。然後會隨意地停下工作，優先做好出門準備。如果是好酒者，應該都很瞭解這樣的心情才對。

約有九百萬日本人是成癮症預備軍

若想要「買酒」，在便利商店或超級市場裡都能很輕易地購入，而且只要少量就能很有效地分泌出多巴胺這種來自腦部的報酬——根據垣渕醫師的說法，這種輕易就能達成的感覺，正是讓我們在毫不察覺之間陷入危險的原因之一。

但是，不管酒類如何容易入手，我想這應該也還不至於就能簡單地診斷為完全的酒精成癮狀態吧……。

「從飲酒習慣開始帶來問題，到演變為成癮，這期間的長短，是因人而異的。可以說，越早開始飲酒的人，越容易早早演變為成癮。有人從中學開始喝酒，在讀大學時成癮，二十幾歲肝硬化，三十歲就住院了；另外也有人在屆齡退休後飲酒量增加，七十～八十歲時演變為成癮症。」（垣渕醫師）

才開始喝幾年就成癮……，聽到也有這樣的案例之後，可不能再當作是與自己毫不相關的事情了啊。

「之所以會從這樣的案例開始說起，是因為不管是怎麼樣的人、幾歲的人，都有著酒精成癮的風險。在我工作的醫院裡也可以看到，很多白領族都有成癮的問題。」（垣渕醫師）

根據厚生勞動省的調查，日本的「酒精成癮」患者約有一百萬人。而依垣渕醫師的說法，「疑似酒精成癮」的人約有三百萬人；「有問題的飲酒者」約為六百萬人，合計總共約九百萬人，都處於酒精成癮的預備軍階段。

日本的酒精成癮預備軍有約900萬人

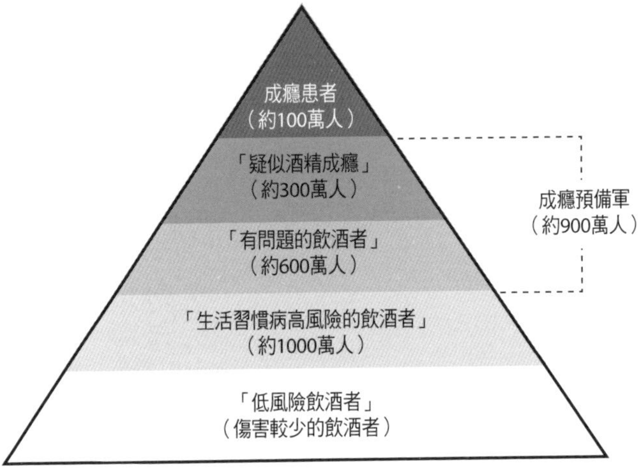

（出處：《想到「差不多該戒酒了吧」時候的讀本》）

來寫記錄飲酒量的「飲酒日記」吧

那麼，接下來就請垣渕醫師告訴我們具體的戒酒、節酒方法吧！

「想要戒酒、節酒的人，首先要從建立明確、不勉強的目標開始做起。不是像『無論如何都要減少飲酒量』這樣的目標，而是『要把肝臟或三酸甘油脂的數值降低多少』、『讓體重減輕多少公斤』，或是『飲酒量要減少到目前的一半』這種目標。節酒說起來終歸只是一種手段，在這之上的，是消除掉酒所帶來的健康危害——請不要忘記原本的目

飲酒日記的例子

日期	酒的種類及數量	狀況	達成度
1日（週一）	啤酒500mL 1瓶	夜間小酌	○
2日（週二）	沒喝酒		◎
3日（週三）	威士忌（喝太醉想不起來喝了多少）	應酬	×
4日（週四）	宿醉，不想喝酒		◎
5日（週五）	……	…	…

（出處：《想到「差不多該戒酒了吧」時候的讀本》）

的了。」（垣渕醫師）

在訂定重新取回健康的實際目標之前，很容易就會把「減少飲酒量」給錯當成目標。這樣一來將很難持之以恆。希望你能夠活用以下的**「飲酒日記」**。

「想要讓戒酒、節酒能夠持續下去，**『可視化』**是很重要的。即使只是在筆記本裡寫下當大的飲酒量，如此簡單的日記也可以，或是用電腦上的軟體、應用程式來記錄也行。透過將戒酒、節酒的成果可視化，就能獲得成就感。在記錄時要注意，必須正確地記載。我在醫院裡也是這樣建議病人的。或許是因為罪惡感，有些人會把飲酒量寫得少一些，但只要一看血液檢查的結果及體重數值，喝酒的事情終究會穿幫的。」（垣渕醫師）

另外，也可以用第四四頁所介紹的方法，將飲酒量換算成純酒精量後再記錄於日記裡。戒酒、節酒與減量是相同的事情，「數字不會說謊」這一點也是一樣的。為了能持續下去，準備用來替代酒類的獎勵也很重要。

「請找出酒類以外，能夠讓你獲得快樂物質多巴胺的事物吧！運動、吃甜食或喝咖啡等都可以，能獲得某人稱讚也是非常好的方法。透過社群媒體，跟也在戒酒、節酒的夥伴們建立溫和的連結關係，藉由投稿自己戒酒、節酒的情況，獲得回應點讚也能夠成為持續下去的動機。」（垣渕醫師）

的確，獲得稱讚可以立即增加動機。我在取材，向垣渕醫師報告自己因為節酒而體重減輕，獲得了滿面笑容與「很了不起啊！」的稱讚，就讓我覺得「我要更努力！」。如果能夠找到適合自己的獎勵，似乎就可以持續做下去了。

若即便如此，你還是覺得戒酒、節酒真的很難，也可以借用專科門診醫師的力量。

「近來，『飲酒減量醫療』或『酒癮治療門診』開始增加，求診也容易很多。醫院會依AUDIT進行評估，詢問病歷、飲酒史、家族構成等資料後，進行血液取樣等檢查。瞭解患者當下狀態後，會再確認患者的意願，看是想要戒酒或節酒，並據此進行建議與治療。然後在不對工作或日常生活造成妨礙的情形下，改變飲酒的模式，以醫師陪伴患

者的形式來讓飲酒量降低。」（垣渕醫師）

若被診斷為酒精成癮，也會開出戒酒用的藥物。

「在我的醫院裡，會使用降低飲酒量的藥物 **Selincro**（納美芬鹽酸鹽二水合物，Nalmefene Hydrochloride Hydrate）做為處方藥物。這種藥物在喝酒前一～二小時先服用，能減少飲酒量。雖然有副作用，但對於能適應的人來說，效果是很好的。」（垣渕醫師）

飲酒減量並非「就診一次就結束了」，而需要定期地回診，與醫師討論後再接著治療，可以說是陪伴型的治療。雖然需要支出時間與費用，但對於真的想要戒酒或節酒的人來說，是很值得考慮的。

對好酒者而言，戒酒、節酒就好比是要撒手人生的樂趣與生活情趣。但撒手所換來的，是疾病風險的降低，以及能重新拾回健康、時間等事物。如今人類的平均壽命很長，可以說是「人生百年」的時代了。正因為喜歡酒，為了能夠更長久地享受飲酒的樂趣，何不先考慮節酒這個選項呢？

筑波大學副教授．吉本尚

不會升高成癮風險的飲酒方式

請別先冰好大量的酒

新冠疫情使得飲酒量增加這件事，讓我產生了危機感，正在努力地減少飲酒頻率。

好不容易，總算是減少為「一週兩次」了。

雖然也曾有過在喝酒時，出乎意外地搞砸了、喝到爛醉的情況，但現在我已經可以把整體的酒量給抑制下來了。不過，這種情況什麼時候會反轉也說不定，不知道是否能設法保持住這樣的狀態呢？

為此，我們請教了筑波大學地域綜合診療醫學的副教授，同時也在北茨城市民醫院附設家庭醫療中心的降低酒精門診看診的「吉本尚」醫師。

醫師，還請恕我直接發問了。請問在居家飲酒為主的情況下，具體來說有哪些問題比較常發生呢？

「要說的話，就是『儲備了很多酒』這個問題啊！身邊有酒，就會不經意地喝起來。在自主外出管理的期間，或許是因為沒辦法常去購物，聽說有很多人購買啤酒跟Chu-hai，都是買整箱的。」（吉本醫師）

我自己一開始是先買了五公升裝的大容量營業用威士忌，然後以「幫日本酒加油！」的藉口，買了喜歡的酒並儲藏起來，因此冰箱到現在都還處在被日本酒塞好塞滿的狀態當中。當我不經意地跟吉本醫師說起這件事，他竟說：「啊！儲藏的酒別冰起來比較好喔。」

「可以常溫保存、但要冰過後再喝的酒，不應該一次放進冰箱裡，陸續冰進去會比較好。如果很多酒都處在冰好的狀態下，很容易就會讓人想『再喝一瓶』。保存在不會看到的地方，也是個好方法。」（吉本醫師）

的確，冰箱裡頭放滿著酒，誘惑就變多了。而且喝醉以後，理性會飛到天外，就讓情況更糟糕了。以前我會把酒另外存放在日本酒專用冷藏箱裡，因為開冰箱不會看到酒瓶，所以也不會順便喝起來。果然啊，對好酒者來說，把酒存放在眼睛經常會掃過的地方，實在是很危險。

吉本醫師更進一步地，督促我要注意以Strong系列Chu-hai為首、高酒精濃度且順口的酒類之危險性。

「Strong系列Chu-hai有著水果類的甘甜及好口感，要注意『連不太能喝酒的人也喝得了』這個危險性。人們容易被好口感給蒙混過去，但其實以酒精濃度九％、五〇〇毫升的情況來計算，光一瓶酒精含量就高達三六公克。如此一瓶，就遠遠超出了一天適量標準的二〇公克了。」（吉本醫師）

三六公克！明明就像喝果汁一樣順喉，卻不自覺喝下這麼多的酒精，實在讓人驚訝。很多人都認為Chu-hai「跟啤酒差不多」，我的朋友們也都會儲備一些起來，常常累積到周末時就已經喝掉五瓶了——雖然以前是喝其他的酒，但由於新冠疫情影響收入，為了「醉得便宜點」就換喝這種酒了。

「大量飲用便宜的酒而醉倒是非常危險的。喝五瓶五〇〇毫升裝的Strong系列Chu-hai，就相當於是喝下兩瓶酒精濃度一五％的七五〇毫升裝葡萄酒的酒精量了。建議不要改喝便宜的酒，而是選擇目前在喝的酒，但減少飲用量。」（吉本醫師）

的確，Strong系列Chu-hai，日本超市的自有品牌可能只要一百日圓左右就能買得到了。把「醉得便宜點」當成目的，確實很危險。

「你知道沖繩的Orion啤酒在二〇二〇年一月時，就停止生產Strong系列Chu-hai了嗎？停止生產的原因跟新冠疫情應該是沒什麼關係，似乎是該公司為了要『轉換路線去製造兼顧健康導向的商品』。說真的，希望在家飲酒的人，都能夠理解到Strong系列Chu-hai飲用過度的危險性。」（吉本醫師）

對喝酒有罪惡感就是危險信號

因為新冠疫情而飲酒量增加，不僅僅是因為只能在家飲酒，精神方面的不安也是原因之一。即使腦子裡想著不能喝太多，但有些人為了要打消不安感，只能灌醉自己來忘記。這樣的心情我可以感同身受，而且這種不安感都還在持續著。

「飲酒量增加，且抱著**罪惡感**喝酒的話，罹患酒精成癮的風險就會變高。如果現在，你有一點點罪惡感，那最好認為自己已經處於很接近酒精成癮的狀態了。新冠疫情讓看不見未來的不安與封閉感相互結合，已遠超出一般對精神上造成負擔。而持續大量飲酒，會讓焦慮症、憂鬱、心情低落等情況更容易出現。」（吉本醫師）

另外，推動遠距工作，讓待在家裡的時間變長了。吉本醫師表示，這也讓「家庭內的人際關係出現了變化」。

「在精神狀態不穩定時，跟家人長時間待在家裡，聽說家庭暴力與離婚的情況都增加了。例如，平時可以不在意的冷笑話都讓人感到惱火、對微不足道的話語反應大到吵了起來……，像這類的情況都有吧。通常中高齡離婚，都是屆齡退休後才會發生的問題，但因為新冠疫情，或許它會提早發生也說不定。」（吉本醫師）

事實上，家庭暴力與離婚的狀況，在全世界都增加了。法國於發布禁止外出命令的三天後，就接著提出了家庭暴力的對策。在日本也是，當時全國性的「配偶暴力協商支援中心」所接到的家庭暴力洽談就有一萬三千二百七十二件（二〇二〇年四月），跟前一年同月份相比，約增加了三〇％。中國的陝西省西安市，於二〇二〇年三月二日重新開放的市內離婚手續辦理窗口，也被預約一空。

因為有空閒
所以飲酒量增加

對於我等好酒者而言，即使要我們「別喝了」，那也只是種折磨。請問醫師，有沒有什麼比較好的方法呢？

「對喜歡飲酒的人來說，戒酒真的很困難，先從減量的方向來思考看看如何呢？首先要開始做的，就是別讓自己閒下來。因為一旦有了空閒時間，好酒者就會不經意地喝很多。可以散步、做瑜珈或看電視來打發時間，縮短晚上喝酒的時間。」（吉本醫師）

原來如此，要在晚上喝酒的前後安排能夠打發時間的活動，藉此來減少飲酒的時間是吧？我接受了吉本醫師的建議，也在晚餐後安排了步行。由於喝得太多會無法去步行，所以自然抑制了飲酒量，感覺相當不錯。

「在我的患者裡，有人會在喝酒前先吃飯製造飽腹感，這樣讓肚子飽著好像就喝不下太多酒了。另外，喝酒時邊喝些水也是有效的辦法。水不只會讓腹部膨脹、讓血液中的酒精濃度下降，還可以預防酒精造成的脫水現象。」（吉本醫師）

注意線上飲酒會時別喝過頭了！

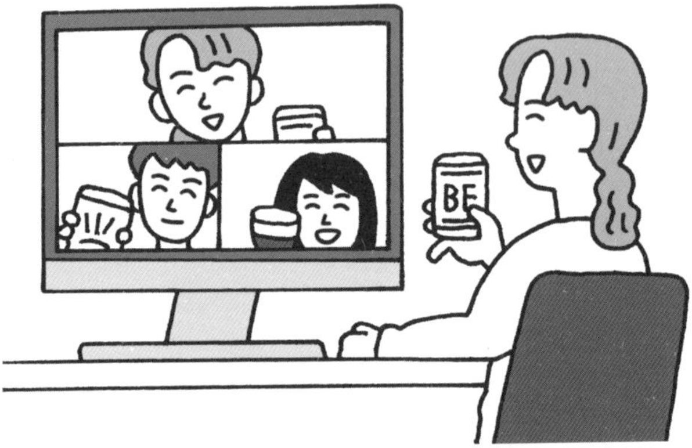

線上飲酒會跟平常的聚會不同，要小心會喝個不停，別喝過頭了。

的確，吃飽的時候就沒辦法喝那麼多了，這好像可以馬上來試看看。

「在這個時期，我們最需要留意的是『HALT』。這個詞彙常用在以酒精成癮為首的成癮症領域，是Hungry（飢餓）、Angry（憤怒）、Lonely（孤獨）、Tired（疲勞）等詞彙的首字母之縮寫——這些都是會讓人想要飲酒的原因。新冠疫情使得我們對許多事情都被迫忍耐、與人之間的連繫也受到限制，很容易造成以上這幾種原因同時出現。為了避免這種情況，請透過社群媒體，與親友保持溫和的聯繫吧。」（吉本醫師）

啊啊，這個我就真的很能理解了。當

受到新冠疫情影響，工作一個個被取消、心情低落時，是來自家人與工作同仁的LINE把我救贖出來的。如果沒有這樣的聯繫，為了排解悔恨不甘，我或許就會用酒來解決也說不定。

用ZOOM進行的線上飲酒會，也是我跟友人保持聯繫的方法，同樣是因為新冠疫情而展開的。不過吉本醫師聽聞後說：「線上飲酒會的話，差不多就好了喔！」

「發布緊急事態宣言時，由於日本政府說『餐飲聚會請在線上舉辦』，於是線上飲酒會變得普遍了起來。能夠保持聯繫這一點的確非常好，但不是飲酒聚會應該也行吧？辦個沒有酒的『線上談話會』不也很好嗎？」（吉本醫師）

確實啦，辦線上飲酒會雖然不用擔心得趕末班車回家，卻有容易喝個不停的問題存在——不喝酒，只是愉快地談話應該也很好。

雖然說如今已經慢慢回歸過往生活，但要像以前以樣能打從心裡享受在外頭飲酒的樂趣，還不是立即就能做得到的事。如今，就暫時先重新檢視在家飲酒的方式吧！

RISK OF ALCOHOLISM

為什麼十八歲之前不能喝酒？

久里濱醫療中心院長・樋口進

在日本十八歲就成年了，喝酒卻要等到二十歲後

「你從幾歲開始喝酒的呢？」

通常來說，回答「二十歲」[1]應該是很理所當然的吧！但我周圍的好酒者們，幾乎沒有人是這樣回答的。說「小學時去上課之前，會先喝滿滿一杯酒再出門」、「從高中開始，就有在小酒吧裡寄酒了」這樣的強者也大有人在。

現在才敢老實說，其實我高中時就會到朋友家裡聚會喝沙瓦或是啤酒。高中畢業典禮結束後，還穿著制服就跑去歌舞伎町的居酒屋「慶祝」。當時周遭的大人們都很寬容，所以沒有被帶去輔導過。大學時期，雖然十八、十九歲還未成年，但社團迎新會或共

同住宿時，也都理所當然地喝著酒。同年的男生們大喊著「乾杯」這種畫面是很常有的，喝到需要受救護車照顧的人也並不罕見。

雖然日本法律規定「二十歲以後才能喝酒」，但當時的我們深信「高中畢業以後就是大人了吧」，於是自己就把飲酒年齡給設定在十八歲了。當然，不同的大學或社團有著各自的差異，但記憶裡在我當學生的那個年頭，像這樣飲酒是很普通的。這些事情因為如今都過時效了，可以寫出來，換成發生在以社群媒體為主流的現在，事情恐怕會鬧大吧！

經歷了對酒那麼寬容的年代的我，到這把年紀，將自己的不良事蹟給抖出來時，才不禁想到：「怎麼能讓擔當著國家未來的未成年人喝酒呢！」現在似乎每年都會出現「因為一下子喝得太多導致急性酒精中毒死亡」的年輕人。每當我看到這樣的新聞，內心都會覺得悲痛。我從事著與酒有關的工作，對於有人因為酒而亡故實在覺得悲傷——酒應該是要帶來愉悅才對啊！

1 編註：此指日本情形，日本規定能合法飲酒的年齡為二十歲。在台灣則是十八歲。

眾所周知地，日本法律禁止未成年人喝酒。這是由離現在約一百年的西元一九二二（大正十一年）時，訂立在《未成年人飲酒禁止法》這部優秀法律裡頭的規定。雖然我們都知道「因為是法律規定，所以要確實遵守」，但我想應該也有人曾經覺得：「為什麼是二十歲呢？」

對世界上酒類相關知識很瞭解的人或許會知道，在歐洲等地有些國家是十六歲起就可以喝酒的。因此，應該也有不少人會認為：「法律雖寫二十歲，但實際上十八歲左右好像也可以吧？」

另一方面，日本民法已經將成年的年齡從二十歲下修到十八歲。但是，飲酒（抽菸也是）還是規定為二十歲以上，這一點並沒有改變。

若問為什麼不行，不難想像得到的答案應該會是「對身體會有不良影響」。但說真的，能夠好好說明究竟會造成什麼傷害的人也並不多吧？在這裡，我們必須好好確認未滿二十歲的人喝酒，究竟會對身體造成什麼損害。

為此，我們請教了很瞭解「酒精對未成年人的傷害及未成年人飲酒事項」的醫師，久里濱醫療中心的「樋口進」院長。

未成年人飲酒會讓腦萎縮！

請問醫師，未滿二十歲的人飲酒，會有什麼樣的壞處呢？

樋口醫師表示：「未滿二十歲的人喝酒，會有許多的壞處。特別是對於腦部的影響，有最多的研究。具體來說，**酒精對於腦部神經細胞的抑制作用，在未滿二十歲的人身上會更明顯。**由於它對於與記憶有關的海馬迴傷害很大，因此造成記憶功能降低的可能性是存在的」。

「把大量飲酒與完全不喝酒的未滿二十歲的人拿來比較，可以得知前者的海馬迴體積明顯地比較小*1。這是酒精導致海馬迴神經細胞死亡，使得體積變小的緣故。」（樋口醫師）

根據樋口醫師的說法，成人的腦部發展完全是在二十歲左右。

「人類的腦部從出生到六歲，大約會成長至成人腦部的九〇～九五％大小。腦內細胞的成長高峰，男性為十一歲、女性則是十二歲半，直到二十歲左右都還會持續成長。

未成年人大量飲酒會導致腦部萎縮

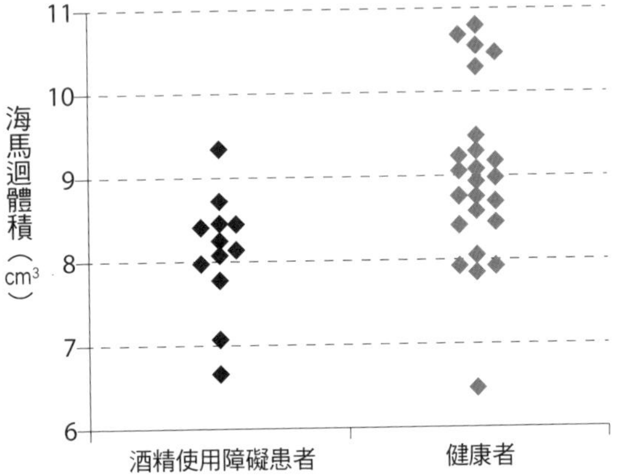

將12名未成年酒精使用障礙患者（飲酒方式存在問題的人）與24名健康者，就腦部的海馬迴體積進行比較。結果顯示，未成年酒精使用障礙患者的海馬迴，比健康者的要小。（出處：Am J Psychiatry.2000;157(5):737-744.）

在這之後，才會轉變為成熟的腦部。」（樋口醫師）

原來如此，腦部會持續成長到二十歲左右啊，也正是因此，二十歲前飲酒的影響才會那麼大。雖說是當時血氣方剛，但發現自己在腦部成長還沒結束的時期就開始喝酒，還是讓我流了一身冷汗，同時，心裡還有著些許的後悔……。雖然現在都把自己的記憶力差歸咎在年齡上頭，但會不會其實跟我未成年就喝酒有關係呢？真讓人感到有些不安啊！

樋口醫師還警告，未成年人喝酒，其血液中的酒精濃度容易升高，所以急性酒精中毒的風險也很高。

「由於不能讓未滿二十歲的人飲酒，所以這個主題並沒有以人類為對象進行調查的資料，但有很多以動物為調查對象的研究。在一個給相當於人類未滿二十歲與二十歲以上之實驗鼠，施予等量酒精來進行比較的研究中可見，二十歲以下的實驗鼠比起二十歲以上的實驗鼠，其血液中的酒精濃度、腦內的酒精濃度都較高，對酒精的分解速度也比較慢*2。於是研究進而推測，人類應該也會出現同樣的傾向。」（樋口醫師）

另外，樋口醫師表示，一般來說「越沒有飲酒經驗，腦部的反應就越敏感、酒醉的程度也越強」。於是，越是不清楚自己適量程度在哪的年輕人，就越不知道何時該停止喝酒，而急性酒精中毒的風險就會增大。

也就是說，關於酒量，並不是「年輕時練起來會比較好」。雖然由我這樣說有點不好意思，但大家常覺得的「年紀輕＝新陳代謝好＝有能力分解酒精」這想法，可不能直接套用在未滿二十歲的人身上。

除此之外，未成年飲酒也還有其他對於身體的影響。

「未滿二十歲的人喝酒，對於性賀爾蒙的平衡也會有影響。若在未成年時持續喝

酒，男性勃起不全、女性月經週期混亂的風險都會增加。也有報告顯示，骨骼的發育也會變得遲緩。」（樋口醫師）

過去在盂蘭盆節[2]或正月多人聚會時，有些親戚還會對酒醉的孩子勸酒。現在每當我聽到這類話題、看到有人對孩子勸酒或者很不高明地想鼓動孩子對酒產生興趣，都會覺得很危險。

2 編註：日本傳統節日，是日本人返鄉祭祖與團聚的重要節日。

RISK OF ALCOHOLISM

在未成年時喝酒會更早患上成癮症

久里濱醫療中心院長・樋口進

開始喝酒年齡越早，越容易成癮

在日本，民法已經修改了，成年的年齡由二十歲下修為十八歲。儘管如此，飲酒的規定還是維持在二十歲。正是因為未滿二十歲飲酒的害處很大，才會如此規定。在久里濱醫療中心「樋口進」院長告訴我們的資訊中，讓我最印象深刻的就是**「開始飲酒的年齡越低，就有越早演變成酒精成癮的傾向」**這句話。

「從流行病學調查中得知，開始喝酒的年齡越低，成年以後就越容易大量飲酒，也更容易會在短期內演變成酒精成癮。一份在美國以四萬二千八百六十二人為對象進行的調查也顯示，開始飲酒的年齡越低，酒精成癮的終生患病率就有越高的傾向。*3」（樋

開始喝酒的年齡越低就越容易患上酒精成癮症

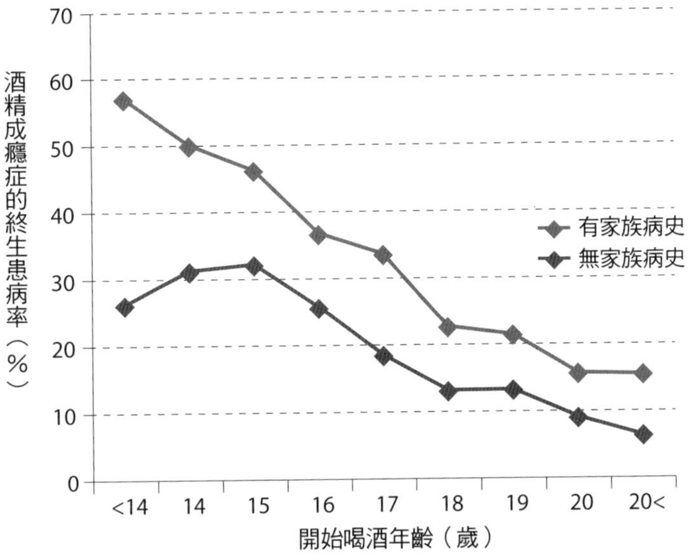

以住在美國的42,862名18歲以上的人為對象，調查酒精成癮症的終生患病率與開始喝酒的年齡。可以看出當開始喝酒的年齡越早，成癮症的終生患病率就有越高的傾向。（出處：Alcohol Health Res World. 1998;22(2):144-147.）

口醫師）

在我唸中學的時候，每逢婚喪喜慶之際，總會遇到喝醉了的親戚叔伯們拿著啤酒勸說：「你也要喝點嗎？」如果這樣讓未成年人在成年前就養成了喝酒的習慣，那未來酒精成癮的風險就很高了。所以啊，絕對不要再像這樣子對未成年人勸酒了。

據樋口醫師所言，未滿二十歲的人喝酒，對於心理及行動方面都會產生很大的影響。

「我們知道未滿二十歲的人飲酒，容易招致其他社會性逸脫行為。與成年人相比，**未成年人很難壓抑住因飲酒而導致的行動**。其中頗具代表性的就是酒後駕駛。另外，也很容易發展為性方面的問題行為。」（樋口醫師）

回想大學時期，確實有未滿二十歲就喝酒的同學，因酒後興奮激昂，引發了暴力行為而受到警察關愛。還能笑著說是「年輕時才會犯的錯」還算好的，若因為酒醉駕駛而導致事故，不僅破壞了被害者的人生，也會在年年紀輕輕時就把自己的人生也斷送掉。

話說回來，在日本可以喝酒的年齡是二十歲以上，但各位可知道，事實上這個年齡在不同國家也有所差異。

來看看各國允許喝酒的年齡吧——歐洲是比較低的，有國家甚至從十六歲開始就可以喝酒。[*4]**德國就是從十六歲開始可以喝啤酒、葡萄酒。**雖然感覺好像早了一些，但這就是國情的不同了。

在美國，則是二十一歲以後才能喝。雖然他們曾經把可以喝酒的年齡下修到十八歲，但之後又修改回**二十一歲**了。

各國的法定飲酒年齡

德國	啤酒	16歲
	葡萄酒	16歲
	蒸餾酒	18歲
義大利、法國、西班牙、荷蘭、澳大利亞、紐西蘭、巴西		18歲
挪威	啤酒	18歲
	葡萄酒	18歲
	蒸餾酒	20歲
日本		20歲
美國、埃及		21歲

（出處：以WHO「Global status report on alcohol and health 2018」為基礎製表）

「一九七〇～一九七五年間，美國有二十九個州將允許飲酒年齡給下修了。下修的幅度各州不同，其中調整最多的是從二十一歲下修到十八歲。然而，因為這樣的修改，年輕人酒後駕駛所導致的事故及死亡人數增加了，還有報告顯示年輕人的飲酒量也增加了。結果，美國於一九七〇年代後期～一九八〇年代初期間，許多州又把允許飲酒的年齡給修改回二十一歲。」（樋口醫師）

隨著允許飲酒年齡的調高，報告顯示，這些州的酒後駕駛相關事故數量減少了。

「於是在一九八四年，當時的雷根政府制定了法律，對依然反對將合法飲酒年齡上調的州，取消其一部分的高速公路補助金。到了一九八八年，所有的州都把允許飲酒的年齡，修改為二十

一歲了。」（樋口醫師）

雖然年輕人飲酒的情況確實減少中……

我高中的時候，未成年飲酒的情況並不是很罕見。但是最近，聽說不怎麼有年輕人會喝酒了。請問醫師，具體情況究竟如何呢？

「根據一份對日本國、高中生飲酒經驗所做的調查，結果顯示未成年人飲酒有減少的趨勢。*5例如，以一九九六年與二〇一四年的國中男生來做比較，有飲酒經驗的人從七三・五%降低到二五・四%，大約減少了三分之一。國中女生、高中男女生都有相同的趨勢。」（樋口醫師）

或許是社會整體的啟蒙活動所導致的成果吧，未成年人的飲酒情況似乎減少了。雖說是「減少了」，但還不到「完全沒有」啊。

「近來酒精的總體消費量減少，其中也有智慧型手機與遊戲等餘暇活動多樣化的影響，讓未成年人飲酒的情況少了相當多。在便利商店買酒要確認年紀，令人不容易買到，也可能有所影響。但亦有不少未成年人，會拿放在家裡的酒來喝。稍早提到那份調查，就顯示未成年人獲得酒的途徑中，最多的就是自己家裡。」（樋口醫師）

二十歲後的大學生或社會新鮮人，可能會在飲酒聚會等場合上飲用還不習慣的酒類。樋口醫師提醒這些還不習慣飲酒的年輕世代，要注意飲用上的相關事項。

「還不習慣喝酒的年輕世代，對於自己的『適量』並不清楚。因此，很常在不知不覺間飲用超出適量範圍。另外，因為還不習慣喝酒，對於酒精的反應可能會比較大，也較容易喝醉。」（樋口醫師）

喝酒時絕對要注意——選擇酒精濃度低的酒類、花點時間慢慢喝，並且要邊吃東西邊喝，還要同時攝取些水分才行。

「還有，一口氣喝光是很危險的！周圍的人別勸酒也是很重要的。」（樋口醫師）

雖說不是不瞭解想要跟年輕世代一起喝酒的心情，但說起來這很可能構成飲酒騷擾。勉強有未來性的年輕世代喝酒，這樣的行為是不應該的。

RISK OF ALCOHOLISM

高齡酒精成癮患者在增加

久里濱醫療中心院長・樋口進

為何高齡成癮患者在增加？

年紀變大，酒量就變差。

雖說自己本來就稍微有些察覺了，但終究還是從久里濱醫療中心「樋口進」院長口中，聽到了這個「事實」。

隨著年紀增加，肝臟的機能會減弱，分解酒精的速度會變慢。同時，因為體內水分含量也減少了，所以血液中的酒精濃度容易升高。基於這兩個理由，人在年紀增長的同時，酒量也會隨之變差。

當走到人生後半段，就必須要控制酒精的攝取量才行——這讓我的心裡深處感到有些疼痛。但是，如果沒有正確地認知到這件事，還是一如既往地每天持

久里濱醫療中心的患者（酒精成癮）的高齡者比例

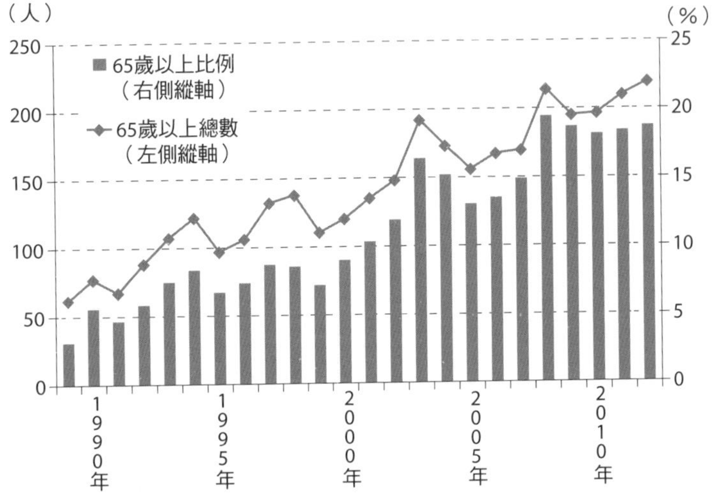

（出處：厚生勞動省，障礙保健福利綜合研究事業「促進精神障礙者的地區照護之相關研究」、平成19年度研究報告書 樋口組的資料）

續喝著同樣的酒量，就確實會帶來問題了。另外，也有可能本人覺得已經有在控制酒量，但實際上從年齡來看，已經是超量的情況了。

依據樋口醫師的說法，十分令人驚訝地，日本近年來**高齡者中的酒精成癮患者**已經漸漸開始增加了。

根據久里濱醫療中心的調查，在酒精成癮患者裡高齡者的比例正在不斷升高。*6另外，雖然是較早之前的數據，但觀察久里濱醫療中心以外的日本十一所專門醫院的資料，也能看到同樣的趨勢。

「由於高齡者對酒精的分解速度變慢、體內的水含量減少等原因，即使只喝少量的酒，往往也會醉得很厲害。酒精成癮患者的典型症狀之一就是『連續飲酒』，這些人會在醒著的時候持續喝酒，導致自己一整天都處於體內有酒精的狀態。而事實上，高齡者只要一天飲用三合左右的酒，就有可能處於上述狀態。也就是說，高齡者即使**只飲用少量的酒，也很容易演變為酒精成癮**。」（樋口醫師）

當然，整體社會裡高齡者的持續增加，也是高齡酒精成癮患者人數上升的重要原因之一。

「再加上，有些個案是在退休之後找不到自己想做的事，結果就以飲酒來替代。如今，西元二〇〇〇年代前半到中期出生，被稱為『戰後嬰兒潮』的團塊世代紛紛開始屆齡退休，因此高齡的酒精成癮患者也開始增加。這些人並非所有人都會大量飲酒。但重複一下前面提過的，其中有很多其實飲酒量不多，卻演變為酒精成癮的案例存在。」（樋口醫師）

高齡者的成癮改善可能性很高

據樋口醫師所說，進入高齡後才患上酒精成癮的人，其生活品質會急遽地下降。因為生活變得懶散、意外摔傷、對家人大聲喝斥等等，被家族放棄的案例也並不少見。

然而，另一方面，樋口醫師也指出：「高齡者酒精成癮**改善機率很高**」。也就是說，高齡者容易患上酒精成癮，但要從中脫離也很容易。

雖然還不明確地知道原因何在，但樋口醫師表示：「從公司退休之後，許多人跟社會的連結就變得薄弱了，而在公司飲宴上『不喝不行的場景』也減少了，這都可能是原因之一。加上人生的經驗多，或許比起年輕世代能夠更好地規制住自己的行動也說不定。希望家中有酒精成癮長者的家族，絕對不要放棄啊。」（樋口醫師）

事實上，我的周遭也有過了七十歲，因為伴侶突然亡故，太過寂寞而變成類酒精成癮狀態的高齡者。

她本來打從年輕時就有在喝酒了，然而伴侶亡故之後，她的酒量開始增加、晚上會大聲吵鬧、變得出言無狀。不過，在親人的努力照顧之下最終戒酒了，如今過著正常的普通生活。

在被稱為人生百年的時代裡，對於高齡者的飲酒問題，還請務必要多加瞭解。

會不會發酒瘋，取決於「記憶的斷片」

酒喝進肚子後，會性格馬上大變的「發酒瘋」之中，有能炒熱氣氛讓宴會熱鬧起來的「好酒瘋」；也有毫不自制、表現得旁若無人，造成很大問題的「壞酒瘋」。

喝了酒，血液中的酒精濃度會上升，如此在我們的腦部裡面會發生什麼事呢？首先，影響會先出現於大腦新皮質。大腦新皮質是掌管理性、做為人類高度精神活動源頭的部位。當大腦新皮質因酒精而被「麻痺」時，被抑制住的喜怒哀樂等感情就會直接冒了出來。

被說是發酒瘋的人，或是有可能發酒瘋的人，經常會出現「斷片」，也就是指「酩酊大醉、記憶消失了」的狀態。

是否有過斷片經驗，可以用來判斷一個人有沒有「發酒瘋」的可能性。有過喝酒時記憶消失經驗的人，可以說就有發酒瘋的潛質。

有研究報告推估，斷片可能與血液中酒精濃度的急遽上升有關。空腹喝酒或一口氣喝下酒精濃度很高的酒，都很可能出現斷片的情形。當血液中的酒精濃度超過〇・一五％，斷片就很容易發生。

一般認為斷片與腦中掌管記憶的「海馬迴」深有關聯。斷片的特徵是，本人雖然毫無記憶，但在周遭的人看來，卻覺得他的一切行動都很正常。當腦內的酒精濃度到達一定程度以上時，海馬迴的神經細胞會失去作用、無法在腦中形成記憶——這狀態就稱為「斷片」。

雖然海馬迴明明處在很糟糕的狀態，但由於腦內掌管空間認知的中樞部分與語言中樞還在發揮作用，所以這些人能夠正常地談話，也能夠回家。

目前研究已得知，長期飲用酒精，會導致海馬迴裡形成與保存記憶的機制受到阻礙。平時很頻繁出現斷片情況的人，很有可能記憶力也會慢慢地變差，必須要多加注意才行。

結語

雖然我從事的是與酒有關的工作，但其實我的雙親都是不太能喝酒的人。我自己原本也是不怎麼能喝的體質。然而進入社會之後，因為幾乎每天都要喝酒，後來就變得能夠喝掉一升日本酒了——就是俗話說的「日積月累」吧。

雖說如此，但失去記憶、宿醉等情況，在我身上都沒少發生，新傷也是不斷出現。明明我喝酒就喝得很過分，但健康檢查的結果卻往往是好的，也從沒去在意過體重的事——個人二十來歲時的情況就是如此。

從三十歲中期開始，我的體重慢慢增加，進入五十歲以後，體重創下了我人生的最高紀錄。不過我的肝臟相關數值依舊良好，應該只是我還跟年輕時一樣吃吃喝喝，其結果就誠實地回應在我的健康檢查的數值上了吧？

就在那時，新型冠狀病毒傳播開來，極大的災害就此降臨。隨著緊急事態宣言的發布，我也被強制地留在家中。於是，酒的飲用量增加了，五公升裝的營業用威士忌沒多久就全空。就在此時，我被診斷罹患了逆流性食道炎。

託以「酒與健康」為主題的取材持續進行之福，我成功地依專家建議適度地減少了我的飲酒量。其後，我的身體狀態出現了明顯的變化——體重與體脂肪都減少了、三酸甘油脂也控制在標準值內。至於逆流性食道炎，未能完全治癒的火燒心有所改善，肌膚的狀態也變好了。

有改變的不僅身體狀態。不再懶懶散散地喝著酒的我，變得能夠花時間同時享受酒與料理的樂趣，也是很大的成果。

在拿起本書的諸位讀者當中，跟我一樣樂於享受飲酒一刻的人，相信應該也不少才對吧？

不過，如今已是人生百年的時代了。考慮到之後還很長的人生，盡可能延長可以健康地喝酒的「飲酒壽命」，才能夠提升幸福度。若各位能夠為此而活用本書的話，正是筆者所願。

参考文献

第1章

＊1 厚生労働省e-ヘルスネット「アルコール酩酊」
(https://www.e-healthnet.mhlw.go.jp/information/dictionary/alcohol/ya-020.html)

＊2 厚生労働省e-ヘルスネット「二日酔いのメカニズム」
(https://www.e-healthnet.mhlw.go.jp/information/alcohol/a-03-005.html)

＊3 "Alcohol consumption and all-cause and cancer mortality among middle-aged Japanese men: seven-year follow-up of the JPHC study Cohort I. Japan Public Health Center" S Tsugane, M T Fahey, S Sasaki, S Baba. Am J Epidemiol.1999;150:1201-7.

＊4 "Meta-analysis of alcohol and all-cause mortality: a validation of NHMRC recommendations" C D Holman, D R English, E Milne, M G Winter. Med J Aust. 1996;164(3):141-145.

＊5 "Alcohol use and burden for 195 countries and territories, 1990-2016: a systematic analysis for the Global Burden of Disease Study 2016" GBD 2016 Alcohol Collaborators. Lancet. 2018 Sep 22;392(10152):1015-1035.

＊6 "Alcohol intake and risk of incident gout in men: a prospective study" H K Choi, K Atkinson, E W Karlson, W Willett, G Curhan. Lancet. 2004 Apr 17;363(9417):1277-81.

＊7 「民間薬および健康食品による薬物性肝障害の調査」恩地森一ら 肝臓 2005;46(3):142-148

第2章

＊1　環境省「熱中症環境保健マニュアル2018」
(https://www.wbgt.env.go.jp/heatillness_manual.php)

＊2　ＮＨＫ「きょうの健康」２０２１年11月９日放送より

＊3　厚生労働省ｅ－ヘルスネット「AUDIT」
(https://www.e-healthnet.mhlw.go.jp/information/dictionary/alcohol/ya-021.html)

＊4　"The relationship between blood alcohol concentration (BAC), age, and crash risk" R C Peck, M A Gebers, R B Voas, E Romano. J Safety Res. 2008;39:311-319.

＊5　"Alcohol ingestion impairs maximal post-exercise rates of myofibrillar protein synthesis following a single bout of concurrent training" E B Parr, D M Camera, J L Areta, L M Burke, S M Phillips, J A Hawley, V G Coffey. PLoS One. 2014 Feb 12;9(2):e88384.

第3章

＊1　"Light to moderate amount of lifetime alcohol consumption and risk of cancer in Japan" M Zaitsu, T Takeuchi, Y Kobayashi, I Kawachi. Cancer. 2020;126(5):1031-1040.

＊2　"Alcohol use and burden for 195 countries and territories, 1990-2016: a systematic analysis for the

Global Burden of Disease Study 2016" GBD 2016 Alcohol Collaborators. Lancet. 2018 Sep 22;392(10152):1015-1035.

＊3 "Effect of alcohol consumption, cigarette smoking and flushing response on esophageal cancer risk: a population-based cohort study (JPHC study)" S Ishiguro, S Sasazuki, M Inoue, N Kurahashi, M Iwasaki, S Tsugane, JPHC Study Group. Cancer Lett. 2009 Mar 18;275(2):240-6.

＊4 国立がん研究センター「最新がん統計」
(https://ganjoho.jp/reg_stat/statistics/stat/summary.html)

＊5 "Alteration of oxidative-stress and related marker levels in mouse colonic tissues and fecal microbiota structures with chronic ethanol administration: Implications for the pathogenesis of ethanol-related colorectal cancer" H Ohira, A Tsuruya, D Oikawa, W Nakagawa, R Mamoto, M Hattori, T Waki, S Takahashi, Y Fujioka, T Nakayama. PLoS ONE. 2021;16(2): e0246580.

＊6 "Ecophysiological consequences of alcoholism on human gut microbiota: implications for ethanol-related pathogenesis of colon cancer" A Tsuruya, A Kuwahara, Y Saito, H Yamaguchi, T Tsubo, S Suga, M Inai, Y Aoki, S Takahashi, E Tsutsumi, Y Suwa, H Morita, K Kinoshita, Y Totsuka, W Suda, K Oshima, M Hattori, T Mizukami, A Yokoyama, T Shimoyama, T Nakayama. Scientific Reports. 2016;6:27923.

＊7 "Alcohol consumption and breast cancer risk in Japan: A pooled analysis of eight population-based cohort studies" M Iwase, K Matsuo, Y N Y Koyanagi, H Ito, A Tamakoshi, C Wang, M Utada, K Ozasa, Y Sugawara, I Tsuji, N Sawada, S Tanaka, C Nagata, Y Kitamura, T Shimazu, T Mizoue, M Naito, K Tanaka, M Inoue. Int J Cancer. 2021 Jun 1;148(11):2736-2747.

＊8　国立がん研究センター「がん種別統計情報 乳房」
(https://ganjoho.jp/reg_stat/statistics/stat/cancer/14_breast.html)

＊9　厚生労働省e-ヘルスネット「飲酒のガイドライン」
(https://www.e-healthnet.mhlw.go.jp/information/alcohol/a-03-003.html)

＊10　国立がん研究センター「がんのリスク・予防要因　評価一覧」
(https://epi.ncc.go.jp/cgi-bin/cms/public/index.cgi/nccepi/can_prev/outcome/index)

第4章

＊1　"Epidemiology and clinical characteristics of GERD in the Japanese population" Y Fujiwara, T Arakawa. J Gastroenterol. 2009;44(6):518-534.

＊2　「胃食道逆流症（GERD）診療ガイドライン」
(https://www.jsge.or.jp/guideline/guideline/gerd.html)

＊3　「胃食道逆流症（GERD）ガイドQ&A」
(https://www.jsge.or.jp/guideline/disease/gerd_2.html)

第5章

＊1　文部科学省「食品成分データベース」
(https://fooddb.mext.go.jp/)

＊2　"Alcohol Consumption and Obesity: An Update" G Traversy, J P Chaput. Curr Obes Rep. 2015; 4(1): 122-130.

＊3　欧州国際肥満学会のニュースリリース
(https://www.eurekalert.org/news-releases/605322)

＊4　文部科学省「日本食品標準成分表2020年版（八訂）」
(https://www.mext.go.jp/a_menu/syokuhinseibun/mext_01110.html)

第6章

＊1　"Smoking, alcohol consumption, and susceptibility to the common cold" S Cohen, D A Tyrrell, M A Russell, M J Jarvis, and A P Smith. Am J Public Health. 1993;83:1277-83.

＊2　"Intake of wine, beer, and spirits and the risk of clinical common cold" B Takkouche, C R Méndez, R G Closas, A Figueiras, J J G Otero, M A Hernán. Am J Epidemiol. 2002:155;853-8.

＊3　"Frequent alcohol drinking is associated with lower prevalence of self-reported common cold: a retrospective study" E Ouchi, K Niu, Y Kobayashi, L Guan, H Momma, H Guo, M Chujo, A Otomo, Y Cui, R Nagatomi. BMC Public Health. 2012;12:987.

＊4 国際医療福祉大学ニュースリリース (https://www.iuhw.ac.jp/news-info/pdf/20220126.pdf)

＊5 "Alcohol and the risk of pneumonia: a systematic review and meta-analysis" E Simou, J Britton, J L Bee. BMJ Open. 2018; 8(8): e022344.

＊6 "The Effect of Alcohol Consumption on the Risk of ARDS: A Systematic Review and Meta-Analysis" E Simou, J L Bee, J Britton. Chest. 2018;154(1):58-68.

＊7 "Dietary alcohol, calcium, and potassium. Independent and combined effects on blood pressure" M H Criqui, R D Langer and D M Reed. Circulation.1989;80:609.

第7章

＊1 "Hippocampal volume in adolescent-onset alcohol use disorders" M D De Bellis, D B Clark, S R Beers, P H Soloff, A M Boring, J Hall, A Kersh, M S Keshavan. Am J Psychiatry.2000;157(5):737-744.

＊2 "Developmental changes in alcohol pharmacokinetics in rats" S J Kelly, D J Bonthius, J R West. Alcohol Clin Exp Res. 1987;11(3):281-286.

＊3 "The impact of a family history of alcoholism on the relationship between age at onset of alcohol use and DSM-IV alcohol dependence: results from the National Longitudinal Alcohol Epidemiologic Survey" B F Grant. Alcohol Health Res World. 1998;22(2):144-147.

＊4　WHO "Global status report on alcohol and health 2018"
(https://www.who.int/publications-detail-redirect/9789241565639)

＊5　厚生労働科学研究「未成年者の喫煙・飲酒状況に関する実態調査研究」
(https://www.gakkohoken.jp/files/theme/toko/2010kitsueninshu.pdf)

＊6　厚生労働省 障害保健福祉総合研究事業「精神障害者の地域ケアの促進に関する研究」平成19年度研究報告書 樋口班のデータより

諮詢專家列表 依登場順序

淺部 伸一（徵詢對象・監修者）

自治醫科大學附設琦玉醫療中心消化內科前副教授、肝臟專科醫師

1990年畢業於東京大學醫學院。曾任職於東京大學醫學院附設醫院、虎之門醫院消化專科、國立癌症研究中心等處，後為進行肝炎免疫研究而前往美國聖地牙哥的斯克里普斯研究所留學。2010年起任職於自治醫科大學附設琦玉醫療中心消化內科。現為艾伯維公司成員。喜歡的飲料是葡萄酒、日本酒、啤酒、威士忌氣泡水，最近還多了泡盛酒。

樋口 進

獨立行政法人國立醫院機構 久里濱醫療中心院長

1979年畢業於東北大學醫學院後，進入慶應義塾大學醫學院精神神經科學研究室，於1982年起任職於國立療養所久里濱醫院（現為國立醫院機構久里濱醫療中心），1987年任同機構精神科主任醫師。1988年前往美國國家衛生院（NIH）留學。1997年擔任國立療養所久里濱醫院臨床研究部部長，歷任同院副院長後，2012年起任現職至今。

另曾擔任日本酒精相關問題學會理事長、WHO酒精相關問題研究・進修協力中心主任、WHO專家諮詢委員（藥物成癮・酒精問題領域）、國際酒精醫學生物學會（ISBRA）前理事長。

吉本 尚

筑波大學健幸LifeStyle開發研究中心 中心主任

筑波大學醫學醫療系 地區綜合診療醫學 副教授／附設醫院 綜合診療科

2004年畢業於筑波大學專門學群（當時）。歷任北海道勤醫協中央病院、岡山家庭醫療中心、三重大學家庭醫療學講座，於2014年起任職於筑波大學。以東日本大地震為契機，翻譯了「WHO酒精關聯問題的疾病篩檢及介入之相關資料」，之後開始正式投入酒精問題的領域。身為酒精健康障礙對策基本法促進網絡的幹事，並以擔任初級醫療人員的觀點來關注酒精對策之領域。曾獲日本初級醫療聯合學會認定為家庭醫療專業醫師・家庭醫療指導醫師。2014年10月，獲選為第三屆「明日的象徵」醫師部門之受獎者。

大平 英夫

神戶學院大學 營養學院學養學系 副教授

畢業於神戶學院大學營養學院營養學科，神戶大學研究所保健學研究科保健學專科修畢（獲保健學博士學位）。1997年任職福井醫科大學醫學院附設醫院（現為福井大學醫學院附設醫院）醫事課營養管理室管理營養士，1999年任職於SAKAI生化研究所公司，2002年起擔任神戶學院大學營養學院營養學系講師，2016年起擔任現職。

垣渕 洋一

東京酒精醫療綜合中心 中心主任、成增厚生醫院副院長

於筑波大學研究所修畢學業後，2003年起於成增厚生醫院附設東京酒精醫療綜合中心擔任精神科醫師。活躍於臨床醫療、學會、執筆寫作、地區精神保健、企業精神保健及媒體等各領域中。醫學博士，著作有《想到「差不多該戒酒了吧」時的讀本》等。

藤田 聰

立命館大學運動健康學院 教授

1970年出生。1993年畢業於北卡羅萊納州菲佛大學運動醫學・管理學院。1996年於佛羅里達州立大學研究所運動科學部取得運動生理學專業碩士，2002年於南加州大學研究所人體運動學部取得運動生理學博士。2011年起擔任現職。在運動心理學專業領域中，聚焦於伴隨老化出現的肌肉量與肌肉功能低落（肌肉減少症），進行骨骼肌蛋白質代謝之相關研究。監修的書有《完全理解蛋白質BOOK》（タンパク質まるわかりBOOK）、《圖解有趣到讓人睡不著 蛋白質的故事》（解眠れなくなるほど面白い たんぱく質の話），共同著作有《運動科學入門》（スポーツサイエンス入門）等。

財津 將嘉

獨協醫科大學醫學院 公共衛生學講座 副教授

2003年畢業於九州大學醫學院。2016年於東京大學研究所修畢博士課程（醫學博士）。於東大醫院、墨東醫院、北里大學醫院、關東勞災醫院等處進行泌尿科與麻醉科的臨床及研究工作。2016年起任東京大學研究所醫學系研究科公共衛生學助教、及哈佛公共衛生研究所客座研究員，2020年4月起擔任現職。以生活習慣（特別是飲酒）與免疫機能相關的癌症及循環系統疾病的社會性差異為研究主題。同時為社會醫學系指導醫師、日本泌尿科學會指導醫師、麻醉科模範醫師、職業醫學醫師等。

松尾 惠太郎

愛知縣癌症中心 癌症預防研究領域主持人

1996年畢業於岡山大學醫學院。歷任龜田綜合醫院、岡山大學醫學院附設醫院醫師（第二內科）、愛知縣癌症中心研究所（研究生）、哈佛公共衛生研究所流行病學院（國際癌症研究機構博士後研究員），於2003年起擔任愛知縣癌症中心研究所流行病學．預防部門研究員，2013年起成為九州大學研究所醫學研究所預防醫學領域教授，2015年起擔任愛知縣癌症中心研究所遺傳基因醫療研究部部長。2018年起擔任現職。

秋山 純一

國立國際醫療研究中心醫院 消化內科診療科長／第一消化內科院長

畢業於筑波大學醫學院專門學群，為美國史丹佛大學消化內科客座研究員。專業領域為消化道的腫瘤、發炎性腸病、消化道機能異常。為日本消化系統疾病學會（專科醫師．指導醫師．評議委員）、日本消化系統內視鏡學會（專科醫師．指導醫師．評議委員）、日本消化系統學會（專科醫師．指導醫師）、日本內科學會（專科醫師．指導醫師）。

久住 英二

Navitas診所理事長、內科醫師

醫療社團法人鐵醫會理事長。1999年畢業於新潟大學醫學院。內科醫師，專業為血液內科及旅遊醫學。於虎之門醫院實習時，取得治療白血病及血液的癌症的專科醫師資格。對於血液疾病、傳染病、疫苗、國外疾病等都極為瞭解。目前開設位於立川．川崎．新宿站區的「Navitas診所」，汲汲於醫療領域。

岸村 康代

一般社團法人成人的減重研究所 代表理事、管理營養士

活用在醫院及輔導代謝症候群第一線協助進行健康減重的經驗，以及蔬果鑑定營養調理師的資格，活躍於商品開發、事業開發、食品教育講師及媒體等多種領域。成人的減重研究所除了推廣讓忙碌的成人也能享受、毫不勉強且健康美味的食物以外，也推出「清零餐點」商品。近期的著作有《瘦得漂亮的食材＆食用法圖鑑》（きれいにやせる食材＆食べ方図鑑）、《新版豆渣粉減重》（新装版 おからパウダーダイエット）、《減掉的脂肪合計10公噸！傳說中的減重導師傳授的最強瘦身法》（落とした脂肪は合計10トン！伝 のダイエット・アドバイザーが教える最強のやせ方）

森下 愛子（あい子）

麒麟控股公司 飲料未來研究所

2005年4月進入麒麟啤酒股份有限公司，擔任該公司的生產本部取手工廠品質管控。2008年10月，調任至麒麟飲料股份有限公司總公司品質管控部。2009年10月～2010年9月，產假・育嬰假（第一胎）。2010年10月，轉任（現職）麒麟控股股份有限公司R&D本部飲料未來研究所。2013年12月～2015年3月，產假・育嬰假（第二胎）。

安部 良

帝京大學尖端綜合研究機構特聘教授、東京理科大學名譽教授

1978年畢業於帝京大學醫學院。1983年，東京大學研究所醫學研究科第三基礎醫學（免疫學專修）修畢，取得醫學博士學位。歷任美國國家衛生院、美國國立海軍醫學研究所、東京理科大學教授等職，於2018年起擔任現職。

大谷 義夫

池袋大谷診所院長 呼吸內科醫師

2005年時就任東京醫科齒科大學呼吸內科醫局長。至美國密西根大學留學後，於2009年開設池袋大谷診所，其呼吸內科患者人數居全日本排名前列。以呼吸內科專家身分，參與「NHK 早安日本」「羽鳥慎一晨間秀」「全球商業衛星」等多個電視節目。另有《絕不休息的醫師正在做的最強的身體管理法》（絶対に休めない医師がやっている最強の体調管理）等多數著作。

【作者】葉石香織（葉石かおり）

1966年誕生於東京都練馬區。日本大學文理學院德文系畢業。曾任電台記者、女性週刊雜誌記者，後成為酒類新聞工作者。以「酒與健康」「酒與料理的搭配」為核心進行寫作、演講活動。2015年設立一般社團法人Japan Sake Association，於日本國內外培育日本酒的傳道師SAKEEXPERT。著作有《最高飲酒法》、《徹底了解日本酒的美味秘密》（日本酒のおいしさのヒミツがよくわかる本）等多書。

國家圖書館出版品預行編目(CIP)資料

日本名醫教你飲酒的科學：一生健康喝的必修講義／葉石香織著；林曜霆譯. -- 初版. -- 新北市：方舟文化，遠足文化事業股份有限公司, 2023.02
面；　公分. --（名醫圖解 ; 29）

譯自：名医が教える飲酒の科学：一生健康で飲むための必修講義
ISBN 978-626-7095-93-5（平裝）

1.CST：飲酒　2.CST: 健康法

411.81　111021069

名醫圖解 0029

日本名醫教你飲酒的科學

一生健康喝的必修講義

名医が教える飲酒の科学 一生健康で飲むための必修講義

作　　者　葉石香織
監　　修　淺部伸一

譯　　者　林曜霆
封面設計　張天薪
內文設計　莊恒蘭
主　　編　林雋昀
行銷主任　許文薰
總 編 輯　林淑雯

出 版 者　方舟文化／遠足文化事業股份有限公司
發　　行　遠足文化事業股份有限公司
231新北市新店區民權路108-2號9樓
電話：（02）2218-1417
傳真：（02）8667-1851
劃撥帳號：19504465　戶名：遠足文化事業股份有限公司
客服專線：0800-221-029
讀書共和國客服信箱：service@bookrep.com.tw
讀書共和國網路書店：www.bookrep.com.tw

讀書共和國出版集團
社　長／郭重興
發行人／曾大福
業務平台
總經理／李雪麗
副總經理／李復民
實體暨網路通路組／林詩富、郭文弘、賴佩瑜、王文賓、周宥騰、范光杰
海外通路組／張鑫峰、林裴瑤
特販通路組／陳綺瑩、郭文龍
印務部／江域平、黃禮賢、李孟儒

印　　製　東豪印刷事業有限公司　　電話：（02）8954-1275
法律顧問　華洋法律事務所　蘇文生律師
定　　價　380元
初版一刷　2023年2月
初版二刷　2023年5月

方舟文化官方網站　　方舟文化讀者回函